면역력을 키우는 태양의 힘
양기

초판 1쇄 인쇄 2021년 9월 13일
초판 1쇄 펴냄 2021년 9월 23일

글 황인태

펴낸이 박종암
펴낸곳 도서출판 르네상스
출판등록 제2020-000003호
주소 전라남도 구례군 구례읍 학교길 106, 201호
전화 061-783-2751
팩스 031-629-5347
전자우편 rene411@naver.com
편집 김태희
디자인 아르떼203
일러스트 박지은
사진 셔터스톡 www.shutterstock.com
함께하는 곳 이피에스, 두성피앤엘, 월드페이퍼, 도서유통 천리마

ISBN 978-89-90828-45-3   03510

陽氣

면역력을 키우는 태양의 힘

양기

황인태 지음

르네상스

제목을 보고 남성의 힘을 떠올리는 사람이 많을 것이다. 건강식품 광고에서나 일상 대화에서 흔히 들을 수 있는 말이니 당연한 일이다. 그러나 나는 다른 의미로 이 단어를 쓰고 싶다.

한자 그대로 '볕 양(陽), 기운 기(氣)', 태양의 기운이 바로 '양기'이다. 이는 현대 의학에서 말하는 따뜻함, 체온, 면역력과 같은 것이다. 아이나 청년은 추위를 잘 타지 않는데 노인은 춥다는 말을 많이 한다. 아이나 청년은 양기가 강하고 노인은 양기가 약하기 때문이다.

본문에서 양기를 강하게 하는 방법을 세 가지 측면에서 살펴볼 것이다.

숨쉬기 : 우리는 태어나며 숨을 쉬고(呼) 죽을 때 숨을 거둔다(吸). 숨 하나만 잘 쉬어도 인생 잘 살았다고 말할 수 있다. 호흡(呼吸)이라는 두 글자에는 모두 '입 구(口)'가 들어 있다. 그러니 입으로 숨을 쉬는 것이 당연할까? 아니다. 숨은 코로 쉬어야 한다. 입으로 숨을 내

쉬면 그 숨에서 따뜻한 기운을 느낄 수 있다. 코로 내쉬는 숨에는 따뜻한 느낌이 없다. 코는 통로(부비강)에 열을 숨겨 놓기 때문이다. 혹한에 고립되었을 때 입으로 계속 숨을 쉬면 동상에 걸리지만 코로 숨을 쉬면 부비강의 열이 차가운 공기를 데워주기 때문에 별 탈이 없다. 본문에서 코로 숨을 쉬면서 몸 안에 양기를 더 쌓을 수 있는 특별한 방법들을 소개하겠다.

먹기 : '약식동원(藥食同原)'이라는 말이 있다. 약과 음식의 근원(뿌리)은 같다는 뜻이다. 근거가 뭘까? 여러 가지 이유가 있을 수 있겠지만 나는 양념이 큰 이유라고 생각한다. 양념은 순우리말 같지만 '약념(藥念 약이 되라는 생각)'이라는 한자어에서 유래된 말이다. 우리나라 양념에 주로 쓰는 파, 마늘, 생강, 고추 같은 것들은 모두 뜨거운 성질을 지녔다. 이런 양념을 적당히 넣은 음식은 약이 된다. 미국 국립 암연구소에서 식물성 식품의 항암 효과를 연구하여 단계별로 정리한 '디자이너 푸드' 1등급 음식에 마늘, 생강, 파가 들어간다. 여름철 음식

속 세균 발생을 방지하기 위해 식초를 넣으면 좋다고 하는 신문 기사를 본 적도 있다. 식초는 그 놀라운 약효를 인정받아 노벨상을 세 번이나 받았다. 세균에 대해 알지 못했던 선조들이 냉면에 식초를 타서 먹었다는 사실이 그저 놀랍다. 본문에서 우리가 사용하는 양념의 약효와 그 밖에 양기를 돋우는 음식들을 소개하겠다.

　　잠자기 : 잠을 잘 자면 암과 치매를 예방할 수 있다. 낮 동안 세로토닌이 많이 분비되어야 밤에 그것이 멜라토닌으로 바뀌어 깊은 잠을 잘 수 있다. 세로토닌은 햇빛을 받으며 활동해야 많이 분비된다. 본문에서 쉽게 잠드는 방법과 일광욕하는 방법을 소개하겠다.

　　한의원을 운영하며 항상 환자들에게 했던 말에 살을 붙이고, 스스로 목표 수명을 120세로 정한 다음 실천하는 방법들을 정리하여 이 책을 썼다. 이 책 내용 외에 양기를 강하게 해줄 좋은 방법을 아는 분들은 다음 책에 출처를 밝혀 반영할 테니 꼭 알려주길 바란다.

삼국사기 고구려 본기에 '오자흑야(烏者黑也)'라는 구절이 나온다. 여기서 '오(烏)'는 까마귀가 아니고 검은 새, 즉 '현오(玄鳥)'이다. '하늘 천(天), 땅 지(地), 검을 현(玄), 누를 황(黃)'이라는 천자문 구절에서 알 수 있듯 '검을 현(玄)'은 땅과 반대되는 하늘, 즉 태양이다. 태양 속에 사는 검은 새, 삼족오(三足烏). 고구려에서는 태양 속에 삼족오가 산다고 생각했다. 이 책의 독자들이 삼족오처럼 젊고 강한 태양의 기운을 잘 가꾸어서 건강하게 오래 살기를 바란다.

2021년 9월 황인태

＊ 코로나로 마라나타 하늘정원에서 영원한 안식에 들어간
친구 양동훈에게 이 책을 바칩니다.

차 례

3장　잠자기

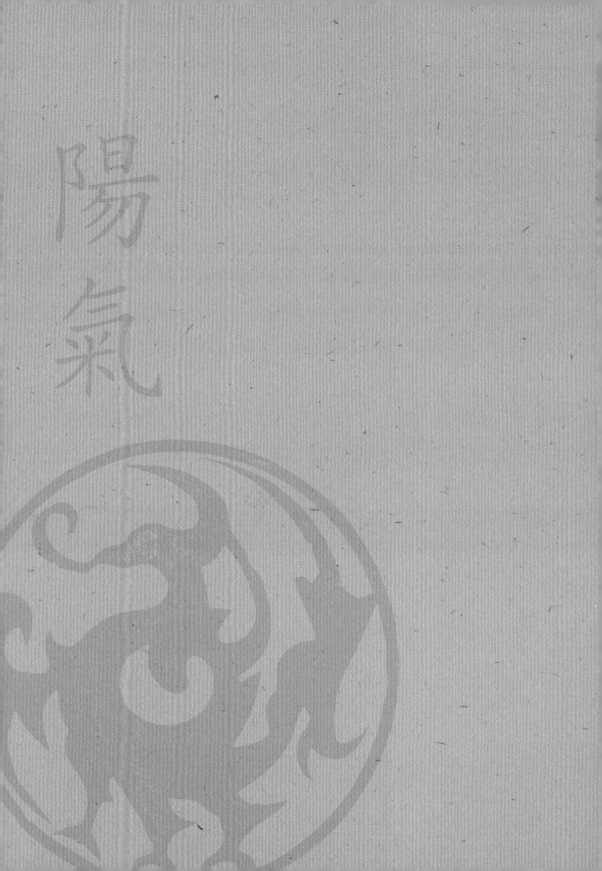

1장

숨
쉬
기

코 호흡

양기(陽氣)는 태양의 기운, 즉 따뜻함이다. 따뜻함은 청춘의 기운이며 차가움은 노년의 기운이다.

노화는 왜 일어날까? 피부에서 윤기가 사라지는 이유는 무엇일까? 근육은 중력을 이기지 못해서 늘어질까? 몸속 장기가 쇠약해지고 기능이 떨어지는 이유는? 의학박사이자 현재 일본 면역병치료연구회 회장 니시하라 가츠나리는 '노화는 시간이라는 에너지 경과와 함께 세포 단계에서 몸이 망가지는 것'이라고, 앞서 나온 질문들의 답을 모두 포함하여 정의하였다.

열흘가량 음식을 먹지 않아도 살 수 있고, 며칠쯤 잠을 자지 않아도 살 수 있다. 하지만 숨은 10분만 쉬지 않아도 죽을 수 있다. 그만큼 숨쉬기가 중요하다.

입으로 내쉬는 숨에서는 따뜻한 기운을 느낄 수 있다. 그런데 코로 내쉬는 숨은 따뜻하지 않다. 이는 콧속 부비강이라는 공간이 찬 공기든 따뜻한 공기든 같은 온도로 조절하기 때문이다. 또, 코로 숨을 들이마시면 코털과 점막이 외부에서 들어오는 오염된 공기를 차단하는 역할을 한다. 이 두 가지가 코로 숨을 쉴 때 누릴 수 있는 장점이다.

입으로 숨을 쉬면 오염된 공기를 여과 장치 없이 받아들이게 되고 찬 공기도 그대로 흡입할 수밖에 없다. 그 때문에 코로 숨을 쉬는 사람은 북극처럼 몹시 추운 환경에서도 목 안에 동상이 걸리는 일 없이 살 수 있지만, 입으로 숨을 쉬는 사람은 그렇지 않다.

영업사원이나 서비스업 종사자, 교사, 아나운서처럼 '말을 많이 하는 직업'인 사람이나 의료업에 종사하는 사람들은 입으로 호흡을 하는 경우가 많다. 또, 긴장을 많이 하는 사람들은 자기도 모르게 입으로 공기를 빨아들이게 될 때가 많다.

다음 내용 중에 하나라도 해당한다면 입으로 호흡하고 있을 가능성이 있다.

입으로 호흡하는 사람들의 특징

- 무의식중에 입이 반쯤 벌어져 있다.
- 치아가 돌출되어 있다.
- 입이 돌출되어 있다.

- 아랫입술이 두껍다.
- 눈빛이 흐리고 무표정하다.
- 입술이 건조하다.
- 아침에 일어나면 목이 따끔따끔하다.
- 입을 다물면 턱 밑이 볼록하게 솟아오른다.

코 호흡을 하는 방법은 다음과 같다.

첫째, 입을 막는다.

입으로 숨을 쉬는 동물은 생후 1년이 지난 사람밖에 없다. 생후 1년이 되기 전, 아직 엄마 젖을 먹을 때는 본능적으로 코로 숨을 쉴 수밖에 없다. 이 사실로 미루어 어떻게 입으로 숨을 쉬지 못하게 할지 유추할 수 있다. 입을 막으면 된다. 어린아이는 젖꼭지를 물게 하고, 어른은 입에 반창고를 붙이면 된다.

반창고 붙이는 방법

---

① 나중에 쉽게 뗄 수 있도록 반창고의 양 끝을 접는다.
② 입에 반창고를 일(一) 자 모양으로 붙인다.
③ 밤에 반창고를 붙이고 자는 연습을 하여 익숙해지면 낮에 반창고를 붙이지 않아도 코 호흡을 할 수 있게 된다.

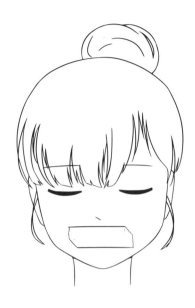

둘째, 코를 청소한다.

비염이나 축농증 같은 병이 있을 때는 첫 번째 방법만으로는 효과를 얻기가 어렵다. 인도 의학인 아유르베다에서는 잘라네티(jalaneti. jala는 물, neti는 청소를 뜻함)를 권하는데, 말 그대로 '코 세척'이다. 방법은 다음과 같다.

코 세척 방법

---

① 준비물 : 체온과 비슷한 온도의 미지근한 생리식염수 또는 0.9%의 깨끗한 소금물, 코 세척용 튜브 또는 주사기

② **방법** : 고개를 45도 각도로 기울인 후 튜브나 주사기를 이용하여 위쪽 콧구멍에 식염수를 흘려 넣어 아래쪽 콧구멍으로 흘러나오게 한다. 이때 절대 코로 숨을 쉬지 말아야 하는데, 숨 조절이 어려운 경우 입으로 '아~' 소리를 내면 된다. 유튜브에 '코 세척'을 검색하면 참고할 만한 영상이 많이 있다.

③ **주의할 점**

- 너무 강한 압력으로 식염수를 주입하거나, 코 세척 후 코를 강하게 풀면 귀에 물이 찰 수 있다.
- 너무 자주 하면 코의 자정(自淨) 능력이 손상될 수 있으니 1일 1~2회가 적당하다.
- 사용한 튜브나 주사기는 소독하여 잘 말린 후 보관한다.

셋째, 옥액(玉液)을 먹어야 한다.

옥액은 입에서 나오는 타액, 즉 침이다. 도쿠가와 이에야스는 옥액을 먹는 방법을 실천하여 오래 살았다. 임진왜란을 일으킨 도요토미 히데요시에 이어 300년에 걸친 도쿠가와 시대를 열었던 그는 당시에는 드물게 76세까지 살았다. 슬하에 자식을 16명이나 두었다고 전해지는데, 그중 막내는 그의 나이 63세 때 태어났다고 한다. 오래 살고, 늦게까지 자식을 얻을 수 있었던 이유는 '건강 10훈'을 잘 지켰기 때문이라고 한다. '건강 10훈' 중 첫 번째가 '48번 씹기'이다. 음식을 씹으면 씹을수록 젊어지는 호르몬으로 알려진 '파로틴'이 많이 나온다. 이는 지금의 학자들도 인정하며 오래 씹는 것을 권장한다. 요즘은 '한입에 30회 씹기'를 따르는 사람들이 많다.

음식을 씹지 않을 때도 옥액이 나오도록 하는 방법을 소개하겠다. 이 방법은 《허허 동의보감 실천법》에서도 밝혔는데, 혀로 입안 핥기와 이를 부딪치는 고치법(叩齒法)이다.

혀로 입안을 핥을 때는 이를 기준으로 안과 밖으로 구분하여 이 안쪽보다는 입술과 이 사이를 핥아주어야 한다. 그래야 침이 더 많이 분비된다.

이를 부딪칠 때는 씹는 습관에 따라 균등하게 부딪치지 못할 수 있으니 처음에는 앞니를 의식하면서 부딪치고, 다음에는 어금니를 의식하면서 부딪힌 후, 양쪽 힘이 균등하다고 생각될 때 양쪽 이를 서로 부딪친다. 한쪽으로 씹는 습관이 있어 균등한 힘으로 부딪치기 어렵다면, 잘 안 되는 쪽을 먼저 연습하다가 같이 하는 것이 좋다. 무리하게 힘주어 너무 세게 부딪히면 오히려 치아가 상할 수 있으니 주의해야 한다.

위 두 방법은 의식해야 할 수 있다는 단점이 있는데 의식하지 않아도 입안에서 침이 나오는 방법을 우연히 발견했다. 껌을 씹는 것이다. 일반 껌이 아니라 나무로 만든 껌을 씹는다. 우선

베개 속에 넣는 편백 큐브(유사한 나무토막도 괜찮음)를 하나 구한 다음 깨끗이 씻는다. 그것을 입안에 넣고 마치 껌을 씹듯이 전후 좌우 균형 있게 굴리듯 움직이면 된다. 나무 껌이 입안에 있으면 침이 저절로 나온다. 이렇게 입이 제 할 일을 하면 코는 제 할 일인 호흡을 하게 된다.

정리해보자. 음식이 입안에 있을 때는 최대한 여러 번 씹어서 침이 나오게 하고, 음식이 없을 때는 혀로 입안을 핥거나 나무 껌을 이용한 고치법을 사용한다.

니시오카 하지메는 세계 최초로 타액의 독성 제거 능력을 연구과제로 도입한 과학자이다. 그의 책《씹을수록 건강해진다》에 따르면 침이 많이 나올수록 뼈 건강에 도움을 주는 호르몬인 파로틴이 나오며, 뇌 기능이 활성화되고, 면역력이 향상되며, 노인성 치매가 예방되고, 다이어트 효과가 있으며, 얼굴 근육이 발달해 표정이 풍부해지고, 환경호르몬으로부터 몸을 보호해 생식능력이 좋아진다.

치과의사 사이토 이치로는《건강 수명 연장의 비밀 씹는 힘》에서 "타액에 들어 있는 다양한 항산화 물질 중 대표적인 것으로 코엔자임 Q10을 들 수 있다. 건강보조제나 화장품으로도 많이 소개되어 친숙할 것이다. 원래 코엔자임 Q10은 체내에서 만들어지는 조효소로서 세포에 에너지를 주며 강한 항산화 작용을 한다. 코엔자임 Q10을 비롯한 타액 내의 항산화 물질은 타액의 분비량과 비례하여 그 양이 증가한다. 따라서 타액량이 풍부하면 암이나 생활습관병에 걸릴 확률이 낮다."라고 하였다.

동의보감에는 "새벽 말하기 전의 침을 가려움증에 바르면 좋다."라는 내용이 있다.

횡격막 호흡

폐는 반원추형처럼 생긴 기관으로 가슴 속에 왼쪽과 오른쪽에 하나씩 있다. 폐는 호흡기의 주무를 맡고 있으며 그 속에서 가스교환이 이루어진다. 폐는 오른쪽이 왼쪽보다 크다. 오른쪽 폐의 용적이 1,200cc, 왼쪽 폐는 1,000cc 정도이다. 폐는 최대 5,000cc의 공기를 받아들일 수 있지만 한 번 숨을 쉴 때마다 500cc 정도의 공기를 마신다. 이처럼 대부분 사람은 폐의 극히 일부만 사용하고 있다.

－《인체해부학》중에서

호흡은 흉곽 속에서 일어난다. 흉곽의 위쪽과 옆은 갈비뼈와 근육으로 둘러싸여 있고, 그 아래는 돔 형태의 근육인 횡격막이 놓여 있다. 위로는 심장과 폐가 있고, 아래로는 위, 대장, 소장 등의 내장 기관이 있어 횡격막은 이들을 구분하고 있다.

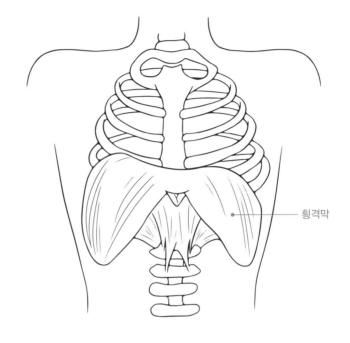

횡격막

횡격막의 구조

　우리는 호흡을 폐가 담당한다고 생각하지만 숨을 쉴 때 가장 중요한 근육은 횡격막이다. 횡격막과 횡격막이 움직이는 것을 도와주는 아랫배 근육을 합하여 '호흡근'이라 한다. 폐는 호흡근의 움직임에 따라 수동적으로 공기의 흐름을 담아내는 용기에 지나지 않는다.

　아랫배를 밖으로 내밀면 횡격막이 아래로 내려가고, 횡격막이 닿아 있는 폐의 아랫부분도 함께 내려가면서 폐의 부피가 늘

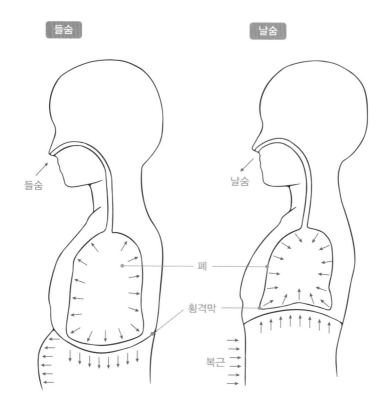

들숨

날숨

폐

횡격막

복근

호흡 시 폐 · 횡격막 · 복근의 변화

어나고 공기가 안으로 들어간다. 아랫배를 안으로 당기면 횡격
막이 올라가고, 폐의 아랫부분도 함께 올라가면서 폐의 용적이
줄고 공기는 빠져나간다.

  횡격막은 폐에 공기가 들어오고 나가도록 할 뿐만 아니라,
내장 기관을 자극하기도 한다. 숨을 깊게 마시고 내쉬면 횡격막

의 수직 움직임을 평소의 2~3배로 키울 수 있다. 이것은 횡격막 아래에 있는 내장 기관을 누르고, 뭉개고, 비틀면서 자극한다. 인체 중심부에 있는 핵심 장기가 자극을 받으면서 발생하는 내적 에너지는 내장의 연동 운동을 촉진하고, 혈액과 림프의 흐름을 원활히 하며, 영양의 흡수가 잘 이루어지도록 돕는다.

우리의 내장 기관이 신선한 산소를 충분히 공급받으면서 매일 2만 번씩 운동한다고 상상해보라. 얼마나 환상적인가? 바른 호흡은 횡격막을 잘 이용하는 것이다. 심호흡, 복식호흡, 태식호흡, 단전호흡, 배꼽호흡, 석문호흡, 소발꿈치호흡 등 저마다 이름은 다르지만 모두 횡격막을 충분히 내려 숨을 깊게 쉰다는 공통점이 있다. 이런 것을 옛사람은 몰랐을까?《동의보감》맨 처음에 나오는 그림인〈신형장부도〉를 보면 옛사람들도 당연히 알고 있었다.

코 호흡으로 유명한 니시하라 가츠나리가《코 호흡을 해야 몸이 젊어진다》에서 설명한 것에 따르면, 횡격막 호흡은 복식호흡과 차이가 있다. 복식호흡은 숨을 들이마실 때 배를 부풀리는 것이 원칙이지만 횡격막 호흡은 그 반대다. 복식호흡은 숨을 들이마실 때 횡격막이 아래로 내려가므로 이 점을 의식하면 횡격막을 끌어올리는 감각을 파악하기 쉬울 것이다. 어떤가? 횡격막이 위아래로 움직이는 것이 느껴지는가?

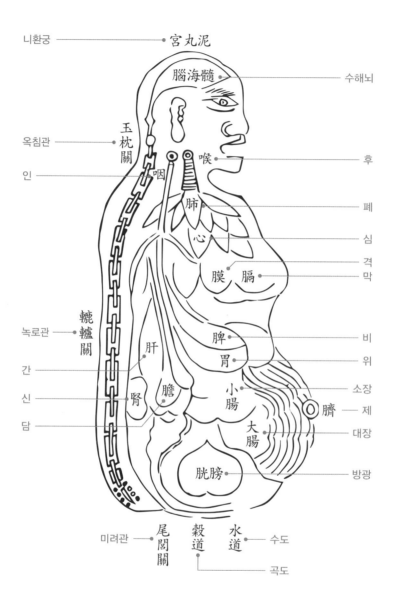

니환궁 ——— 宮丸泥

腦海髓 ——— 수해뇌

옥침관 ——— 玉枕關

인 ——— 咽

喉 ——— 후

肺 ——— 폐

心 ——— 심

——— 격

膜　膈 ——— 막

轆轤關

녹로관

脾 ——— 비

胃 ——— 위

간 ——— 肝

담 ——— 膽

신 ——— 腎

小腸 ——— 소장

臍 ——— 제

大腸 ——— 대장

胱膀 ——— 방광

미려관 ——— 尾閭關

穀道

水道 ——— 수도

——— 곡도

동의보감 신형장부도

횡격막의 상하 운동은 노화 방지에서 중요한 열쇠를 쥐고 있다. 폐 속에는 기관지 끝에 붙어 있는 폐포(허파꽈리)라는 조직이 있다. 폐포는 들어온 산소와 노폐물인 이산화탄소의 가스를 교환하는 역할을 한다. 폐포의 막은 얇아서 산소가 많이 들어올수록, 즉 압력이 가해질수록 용적이 커진다. 요컨대 폐 속으로 들어오는 산소의 양이 늘어나고 이에 비례해 노폐물의 배출도 활발히 진행되면서 신선한 산소를 몸속 곳곳에 전달한다. 즉 신진대사가 활발해진다. 횡격막 호흡은 신진대사를 촉진하는 훈련인 셈이다.

횡격막은 몸의 흉부와 복부를 나누는 돔 모양의 근육막이다. 이것을 끌어올리면 폐의 용적이 커진다. 이때 만세 자세를 취하면 흉곽을 더 쉽게 넓힐 수 있다. 그러면 배가 쑥 들어가므로 폐를 밀어 올리는 힘이 가해져 용적이 더욱 커지는데, 통상적인 복식호흡에 비해 산소 수용량이 두 배 가까이 증가한다. 반대로 숨을 내쉴 때는 횡격막을 느슨히 하고 흉곽을 내려 용적을 천천히 줄여나가면 노폐물인 이산화탄소가 자연스럽게 몸 밖으로 배출된다. 이런 방식으로 횡격막 호흡을 하면 신진대사가 활발해진다. 신진대사가 활발해지면 세포 하나하나가 공급받는 산소와 영양소를 통해 에너지를 만들어 몸 자체가 건강해진다.

횡격막 호흡을 날마다 습관으로 삼자. 하루 두 번, 아침에 일어났을 때와 밤에 잠들기 전에 꾸준히 실천하기만 해도 효과가 조금씩 나타날 것이다. 눕거나 앉는 자연적인 자세가 아니라 손을 드는 특정한 자세를 취해야만 횡격막 호흡을 할 수 있는 점은 조금 아쉽기는 하다.

횡격막 호흡 방법

① 다리를 어깨너비로 벌리고 서서 등을 곧게 펴고 만세를 부르듯이 양손을 위로 들어 올린다.

② 양손을 들어 올린 채 턱을 끌어당기고 입은 윗니와 아랫니가 맞닿지 않게 다물며 항문도 조인다.

③ 횡격막을 끌어올리듯이 코로 천천히 숨을 크게 들이마시며 가슴을 크게 확대한다. 이때, 횡격막을 어떻게 끌어올리는지 잘 모르겠다면, 숨을 들이마실 때 '턱을 끌어당기고, 배를 집어넣는' 이미지를 떠올려보라.

④ 3초 동안 숨을 들이마시고, 6초에 걸쳐 천천히 숨을 내쉰다. 숨을 내쉴 때는 턱을 끌어당기고, 이를 가볍게 맞물며, 가슴뼈와 횡격막을 쑥 내려보라.

호흡은 크게 외호흡과 내호흡으로 나뉜다. 외호흡은 우리가 일상적으로 숨을 내쉬는 호흡을 말하고, 내호흡은 세포 차원에서 신선한 공기가 들어가고 탁한 공기가 나오는 것을 말한다.

만세 자세로 자연스럽게 가슴이 열린다.

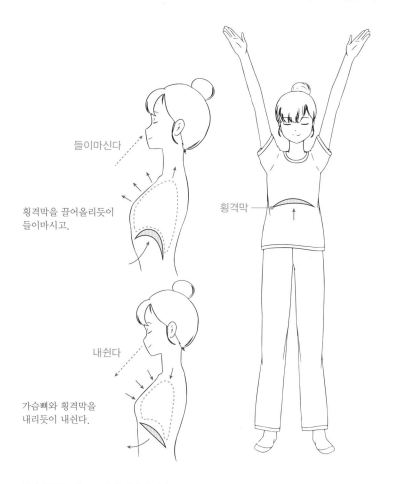

들이마신다

횡격막을 끌어올리듯이
들이마시고.

횡격막

내쉰다

가슴뼈와 횡격막을
내리듯이 내쉰다.

입과 항문을 닫고 턱을 끌어당긴 다음
코로 천천히 숨을 들이마시고 코로 천천히 내쉰다.

횡격막 호흡 방법

외호흡을 잘하려면 어떻게 해야 할까?

미국 폐 협회에서는 "횡격막의 움직임을 아래쪽으로 조금만 내리면 복부에 있는 내장 기관에 좋은 영향을 줄 뿐만 아니라, 폐가 받아들이는 공기의 양도 매우 증가한다. 횡격막을 1cm 아래로 내리면 폐가 받아들이는 공기의 양은 250~300cc 늘어난다. 깊은 호흡을 하는 사람들은 횡격막을 4cm 정도 더 내릴 수 있다. 그들은 호흡할 때마다 공기를 1,000cc 이상씩 더 마실 수 있다는 뜻이다."라고 말한다.

동의보감에서도 장자를 인용하여 "진인은 발뒤꿈치로 호흡하고 보통 사람은 목구멍으로 한다."라고 하면서 "기가 하초(下焦)에 있으면 그 호흡이 깊고 멀며, 기가 상초(上焦)에 있으면 그 호흡은 촉급하니 그 의미가 비슷하다."라고 하였다.

그렇다면, 내호흡을 잘하려면 어떻게 하는 것이 좋을까? 전문가들은 이렇게 말한다.

사람은 1분에 12~15회 숨을 쉰다. 이보다 더 빠르게 20~30회씩 숨을 쉬는 사람도 많이 있다. 그런 사람들은 자기의 호흡이 빠르다는 것을 느끼지 못한 채, 습관적으로 과호흡을 하는 것이다. 과호흡은 혈관 속에 이산화탄소 비율을 급격히 떨어뜨리게 된다. 이산화탄소 비율이 과도하게 낮아지면 혈관이 수축하여 뇌와 신체의 각 부위로 흐르는 피의 양이 적어진다. 이런 경우는 아무리 많은 산소가 폐 속으로 들어오더라도 우리 몸의 말초 부위는 항상 산소의 부족을 느끼게 된다. 산소의 부족은 교감신경을 자극하여 우리 몸을 긴장시키고 초조하게 만든다.

- 로이스 플리핀(Royce Flippin), 호흡명상가, 미국

4초 동안 숨을 마시고, 7초 동안 숨을 정지하고, 다시 8초 동안 숨을 내쉰다. 이러한 호흡이 효과가 있는 이유는 숨의 길이를 늘임으로써 스트레스와 불안을 없애고 산소를 말단 세포까지 잘 보낼 수 있기 때문이다.

- 앤드루 웨일(Andrew Weil), 의학박사, 미국

많은 사람은 체내의 이산화탄소 농도에 지나치게 민감하다. 그 결과 이산화탄소를 배출하고 산소를 더 많이 흡입하기 위해서 너무 많이 숨을 쉰다. 숨의 속도가 빨라지면 너무 빨리 이산화탄소를 내보내게 된다. 그 결과 혈관을 수축시켜 우리 몸과 뇌에 보내지는 산소의 양이 적어지게 된다. 이것을 해결하는 방법은 숨을 적게 쉬는 것이다. 즉 호흡 다이어트를 하는 것이다.

- 콘스탄틴 부테이코(Konstantin Buteyko), 의학박사, 러시아

강과 바다의 조수는 천지의 호흡과 같은 것으로, 밤낮으로 밀물과 썰물이 두 번 있을 뿐이지만, 사람은 하루 밤낮에 1만 3천5백 번의 호흡을 한다. 따라서 천지의 수명은 굉장히 길어서 끝이 없으나 사람의 수명은 길어야 100세를 넘지 못한다.

-동의보감

'천지의 호흡'이라는 표현이 비과학적이라 느낀다면, 동물들의 숨과 비교하면 이해하기 쉽다. 1분 동안 숨을 쉬는 횟수는 개가 80~100회, 사람은 12~15회, 거북은 2~3회이다. 숨의 횟수를 숨의 길이로 환산하면 개는 0.6~0.7초로 매우 짧고 사람은 4~5초, 거북은 20~30초 순으로 늘어난다. 개의 수명은 10~15년, 사람은 80~100년, 거북은 250~300년이다. 숨의 길이가 긴 동물의 수명이 길다는 것을 알 수 있다.

이처럼 외호흡과 내호흡을 모두 바르게 해야 숨을 잘 쉰다할 수 있다. 숨을 잘 쉬는 방법을 연습하고 싶다면,《숨 쉴 줄 아십니까》의 저자 민수식의 유튜브 채널〈민수식의 호흡 강의〉를 추천한다.

태식법

동의보감에서는 호흡법의 궁극적인 모델로 엄마 뱃속 태아의 호흡법인 태식법(胎息法)을 제시한다.

"사람이 처음 생명을 받을 때는 오직 탯줄로만 서로 연결되어 있다. 조식(調息 호흡을 조정하는 법)을 처음 배울 때는 모름지기 그 기가 배꼽에서 나오고 배꼽으로 들어가 없어진다는 것을 생각하여 극히 세밀히 조정하여야 한다. 그 후 입과 코를 사용하지 않고 뱃속의 태아처럼 배꼽으로만 호흡하는데, 이것을 태식이라 한다. 처음에 태식은 숨을 한 모금 마시고 배꼽으로 호흡을 하면서 81 혹은 120까지 숫자를 센 다음 입으로 숨을 토한다. 이때 토하는 숨을 극히 가늘게 하여 기러기 털을 입과 코 위에 붙이고 숨을 내쉬어도 털이 움직이지 않을 정도가 되어야 한다. 이것을 더욱더 연습하고 헤아리는 숫자를 늘려서 천(千)이 되면 노인이 다시 젊어지는데, 그 후 하루가 지날 때마다 하루만큼씩 더 젊어진다. 갈홍은 매년 여름철에 깊은 물 속에 들어가 열흘이 지나고서야 다시 나왔다 하니 이는 숨을 막고 태식을 할 수 있었기 때문이다. 그러나 숨을 막는 것만 알고 태식을 할 줄 모른다면 아무런 이득이 없다."

나는 1980년에 한의과 대학에 들어갔다. 현대 의학과 다른 이론을 받아들이기 힘들어 젊은 시절에는 방황하기도 했다. 하지만 지금은 외골수 한의사로서 의료인의 역할을 충실히 하고 있다고 생각한다. 그런데 최근 이 책을 쓰면서 처음 알게 된 사실로 충격을 받은 일이 있다. 지금 우리가 보는 동의보감에 틀린 내용이 들어 있다는 것이다. 경상대학교 국어교육과 안동준 교수가 쓴 〈용호비결의 문헌적 계보〉라는 논문에 그 내용이 나온다.

"동의보감 태식법에 인용된 '十日(십일)'은 베껴 적는 과정에서 일어난 실수이다. '十日'이 아니라 '一日(일일)'이다. 동의보감에 인용된 진전은 원료범의《기사진전》을 가리키는데, 기사진전에서 일일허내출(一日許乃出)이라고 하였던 대목을 동의보감에 옮기면서 십일허내출(十日許乃出)로 잘못 적었던 것으로 보인다. 이러한 동의보감의 오류를 용호비결에서 답습하였던 것은 용호비결에 동의보감의 일부 내용이 그대로 반영되었다는 것을 뜻한다."

동의보감에서 처음 태식법 부분을 읽었을 때 '십일허내출(十日許乃出)'이라는 부분 때문에 의학 서적이 아니라 무협지를 보는 것 같은 느낌을 받았는데, 이제야 이해가 된다. 열흘이 아니라 하루라면 수련을 오랫동안 한 사람에게는 가능한 일일 수도 있다는 생각이다.

태식법을 오해하는 사람이 많다. 코로 숨을 쉬지 않고 배꼽으로 숨을 쉰다거나, 코로 드나드는 숨은 미약하게 하고 배꼽으로 숨이 드나들 듯이 하는 거라는 오해들이 그것이다. 이것은 태아의 호흡이라는 뜻의 태식(胎息)이라는 말 때문에 생겨난 오해이다. 태식은 다른 말로 폐기내식(閉氣內息), 즉 코로 하는 숨을 멈추고 몸 안에서 호흡을 하는 방법이다. 한마디로 '숨을 마시고 오래 참는 것'이다. 이를 현대 의학적으로 규명한 것이 노벨 물리학상으로 유명한 닐스 보어의 아버지인 크리스티안 보어가 1904년 처음 기술한 '보어 효과(Bohr effect)'이다.

보어 효과는 낮은 수소이온농도(pH)에서 헤모글로빈의 산소 친화도가 떨어지는 현상이다. 세포호흡의 부산물이나 대사산물로 혈관에 이산화탄소 농도가 증가하게 되면 이산화탄소는 적혈구 내로 유입된다. 탄산무수화효소의 작용을 통해 탄산이 형성된 후, 이는 각각 탄산이온과 수소이온으로 이온화하는데, 이때 발생한 수소이온이 적혈구의 헤모글로빈에 음성 알로스테릭 작용을 하게 된다. 이에 따라 산소는 헤모글로빈에서보다 해리되기 좋은 상태가 되고 조직에 산소공급이 증가하게 된다. 즉, 운동을 하면 이산화탄소가 생기기 때문에 산소공급에 도움을 준다는 이론이다.

동의보감 본문을 잘 보면서 태식법을 익혀보자.

---

① 아침에 잠자리에서 일어나면 편안한 자세로 하늘을 보고 눕는다.

② 숨으로 온몸을 채우듯이 코로 숨을 들이마시고, 멈추고서 참는다.

③ 숨을 참을 때는 항문을 조이고, 혀는 입천장에 붙이고, 턱은 약간 당기고, 의식은 배꼽에 둔다.

④ 본문에 나와 있듯이 '기러기 털을 입과 코 위에 붙이고 숨을 내쉬어도 털이 움직이지 않을 정도'로 숨을 내쉰다.

⑤ 누워서 하는 태식법이 익숙해지면 앉거나, 걸음을 걸으면서도 할 수 있다. 어떤 방식으로든 하루 10분씩 꾸준히 연습하기 바란다.

이 태식법을 현대 의학에서 비슷하게 재발견한 사람이 있는데, 콘스탄틴 부테이코(Konstantin Buteyko)이다. 우크라이나 출신의 부테이코는 구소련시대에 의과 대학에 다녔는데 재학 시절 한 가지 프로젝트를 진행했다. 거의 죽어가는 환자의 호흡 빈도를 측정하는 프로젝트로 100시간이 넘는 시간 동안 병상 옆에 앉아 죽기 직전 환자의 호흡을 기록하였다. 그는 이 과정을 통해 사람이 세상을 뜨기 직전 호흡이 점점 빨라지고 급해진다는 사실을 발견했다. 나중에는 환자의 호흡을 살피는 것으로 죽음을 예측하는 경지에 이르렀다.

의과 대학을 졸업한 뒤에도 그는 비슷한 연구를 계속했다. 한번은 건강한 지원자들을 모집하여 지속해서 깊은 호흡을 유지하는 실험을 하였다. 실험을 시작하고 어느 정도 시간이 지나자 지원자들은 마른기침을 하거나 숨을 헐떡였고 어지럼증, 답답함, 질식과 같은 증상을 호소하다가 결국에는 의식을 잃을 지경이 되어 실험을 지속할 수 없었다. 그러던 어느 날 밤, 그가 병원 회진을 돌고 사무실에 돌아와 휴식을 취할 때였다. 갑자기 심한 두통과 함께 혈압이 높아지는 것이 느껴졌다. 그는 무의식적으로 바지 주머니에서 혈압강하제를 꺼내려다가 자신의 호흡이 매우 빠르다는 것을 깨달았다. 급한 호흡이 혈관과 기도를 좁게 만든다는 것을 알고 있었기 때문에, 그는 당장 자기 자신을 대상으로 실험을 시작했다. 혈압강하제를 다시 주머니에 넣고, 호흡 리듬을 차츰 느리게 바꾸었다. 얼마 지나지 않아 두통은 완화되었고, 혈압도 정상 수준으로 돌아왔다. 그는 확인을 위해 다시 숨을 빠르게 쉬어보았다. 예상했던 대로 심장 박동이 빨라지고 두통이 재발했다. 그는 이 일을 계기로 호흡이 여러 질환과 관련이 있다는 사실을 분명히 알게 되었고, 사실을 증명하기 위해 즉시 병원 안에서 다른 환자를 찾아보았다. 마침 막 천식 발작이 일어난 노인을 발견했다. 노인은 산소마스크를 낀 상태에서 숨이 곧 넘어갈 것처럼 호흡을 가누지 못했고, 간호사는 매우 급하게 산소를 공급하고 있었다. 부테이코 박사는 노인의 산소마스크를 벗기고 호흡을 천천히 해보라고 말했다. 노인은 당황하여 마스크로 급하게 손을 뻗으려다가 이내 제안을 받아들인 듯 숨을 천천히 쉬기 시작했다. 신기하게도 천식 발작이 잦아들고 점차 안정을 되찾았다.

이후 부테이코 박사는 레닌그라드의 폐 질환 연구소에서 '느린 호흡이 천식 환자에게 미치는 영향'을 연구하였고, 마침내 느린 호흡이 천식 치료에 효과가 있다는 것을 밝혀냈다. 1980년에는 제1 모스크바 아동병원에서 같은 이론으로 두 번째 실험을 진행하여 성공했다. 소련 위생국은 부테이코의 방법을 천식 환자 치료법으로 공식 허가했다. 이 치료법은 호주, 뉴질랜드, 영국, 미국으로 퍼져 많은 사람에게 보급되었다.

부테이코 박사는 호흡 속도를 늦추는 방법으로 '통제된 호흡'을 제시했다. 통제된 호흡이란 숨을 내쉴 때마다 호흡을 잠시 멈추는 방법이다. 다시 숨을 들이마시고 싶을 때까지만 잠시 멈추면 된다. 멈추는 시간이 길면 길수록 좋지만, 그다음 숨이 과하게 커질 염려가 있어서 너무 오래 멈추지는 말아야 한다. 이때 힘을 주지 않고 가볍게 숨을 내쉬는 게 좋다. 이 방법은 호흡의 빈도를 낮춰 내뱉는 이산화탄소 수치를 늘리는 데 도움을 준다.

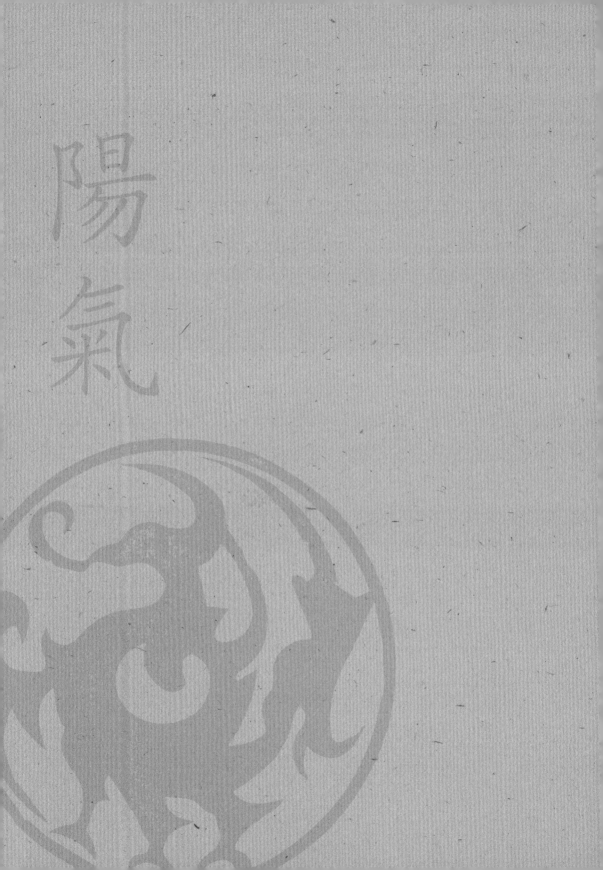

2장

먹
기

백비탕

백비탕(白沸湯)은 글자 그대로 해석하면 백 번 끓인 물인데, 아무것도 넣지 않고 끓여서 식힌 물을 가리킨다. 특히 아침에 마시면 효과가 뛰어나다. 아침 공복에 뜨거운 물을 섭취하면 인후염을 예방할 수 있고 감기, 천식, 변비, 부종을 완화하고 주름이나 흰머리까지도 예방할 수 있다.

백비탕을 한의학 처방으로 아는 경우가 많으나, 고대 인도 전통 의학인 아유르베다에서 유래하였다. 아유르베다에서는 '순수한 물'을 신의 음료라고 했다. 고대 인도인들은 땅에 닿지 않은 빗물을 먹을 수 있는 가장 순수한 물이라고 생각했다. 그중에서도 두 번째 내리는 비를 저장한 물을 일반 빗물보다 더 순수한 물로 여겼다. 처음에 내린 비로 대기 중의 모든 불순물을 씻어내린 후에 받은 깨끗한 물이기 때문이다. 그들에게 빗물 다음으로 순도가 높은 물은 샘물(용수)이다.

요즘 시대에 빗물이나 샘물을 구하기는 힘드니 우리가 백비탕을 만들 때는 수돗물을 사용하면 된다. 수돗물을 팔팔 끓인 뒤 식히면 그것이 바로 백비탕이다.

얼음은 무겁다. 반면 뜨거운 물은 가볍다. 뜨거운 물을 섭취하면 몸도 가벼워진다. 질병 유발 인자가 없기 때문이다. 끓이지 않은 물은 흡수되기까지 3시간이 소요되고, 끓여서 식힌 물은 1시간 반, 끓인 물이 뜨거울 때 마시면 45분이 소요된다. 끓이지 않은 물은 속성이 무겁고 따뜻한 물은 가볍기 때문이다.

백비탕을 만들기 위해 물을 끓일 때는 뚜껑을 열고 끓이고, 식힐 때는 반드시 그 용기 그대로 뚜껑을 덮고 식혀야 한다. 그렇게 해야만 속성이 가벼운 물이 된다. 다른 용기에 옮겨 담아 식힌 물은 '다라시타'라고 하는데 옮기는 과정에서 공기가 포함되어 속성이 무거워진다. 이 물은 소화 시간이 오래 걸리고 변비를 유발하기도 한다. 또, 끓인 물을 12시간 이상 보관하면 속성이 아주 무겁게 변하여 쉽게 흡수되지 않는다.

처음 질량의 1/4이 되도록 끓인 물은 '우스나'라고 하며, 소변을 정화하고 천식이나 기침, 발열, 소화기 질환에 효과가 뛰어나다. 처음 질량의 1/2이 되도록 오래 끓인 물은 '아로기암부'라고 하며, 건강에 더없이 좋은 물이다. 속성이 가볍고 흡수가 매우 잘 되어 뜨거운 상태에서 이 물을 마시면 여러 가지 질병 증상이 완화된다고 한다. 아유르베다에서는 여름과 가을에는 아로기암부를, 겨울과 봄에는 우스나를 섭취하는 것을 추천하지만 각자 몸 상태에 따라 선택하면 된다. 예를 들어 암 환자는 아로기암부를, 흰 머리를 예방하는 양생 차원에서는 우스나를 섭취하면 된다.

백비탕을 온도 100도, 즉 팔팔 끓인 물로만 알고 있는 사람들이 대부분이다. 그러나 앞에서도 서술했듯이 그냥 뜨거운 물이 아니라 1/4 혹은 1/2 분량으로 줄어들 때까지 오래 달인 물이 백비탕이다. 전기 주전자로 물을 끓일 때 100도가 되면 자동으로 꺼진다. 그 물은 백비탕이 아니라 단비탕(한 번 끓인 물)인데, 백비탕으로 알고 있는 사람이 많다. 이승만 대통령 부인 프란체스카 여사는 저서 《이승만 대통령의 건강》에서 "아침에 일어나면 꼭 냉수를 들었던 이승만 대통령마저도 감기가 들면 백비탕(맹물 끓인 것)을 계속 마시고 거뜬히 일어났다."라고 증언하였다. 다른 설명이 없어 정확하지는 않지만 아마도 그것은 단비탕이었을 것이다.

옛날 사람들은 새벽에 처음 길은 우물물을 정화수(井華水)라 하여 그 물을 떠 놓고 기도했다. 정화수처럼 좋은 물을 찾아 백비탕을 만들기 위해 자료를 찾아보았다.

동의보감에서는 "물은 처음에 하늘에서 생겼기 때문에 첫 자리에 놓는다. 모두 33가지가 있다."라고 소개하고, 한의학에서는 땅속 깊은 곳에서 나오는 샘물이 가장 좋은 물이라고 한다. 동의보감에 나오는 33가지 물의 종류 중에 천리수(千里水)가 있다. 멀리서 흘러내리는 물이 천리수인데 손발 끝에 생긴 병에 쓰는 약과 대소변을 잘 나오게 하는 약을 달이는 데 쓴다고 한다. 그러나 현실적으로 천리수를 구할 수는 없으니, 대신 증류수에 대해 알아보았다.

암 환자에게 좋은 음식을 찾아 정리한《식객에서 만나는 건강한 식(食)》을 쓸 때만 해도 증류수를 언급한 사람은 폴 그레그와 기준성밖에 없었다. 당시에는 알칼리수가 대세였고 증류수에 대한 평가는 좋지 않았다. '증류수를 식물에 주면 식물이 죽는다', '알칼리 성분은 식물에는 도움이 되나 인간에게는 도움이 되지 않는다', '사람은 알칼리 성분을 물이 아니라 식물을 통해서 섭취해야 한다'라는 정확하지 않은 말들이 떠돌았다. 하비 다이아몬드의 책《자연치유 불변의 법칙》에서도 "이 세상의 어떤 동물도 무기 미네랄을 유기 미네랄로 만들 수 없다. 미네랄 보충제를 파는 사람은 단순한 장사꾼에 지나지 않는다. 그들은 자신의 무지를 광고하는 사람"이라고 했다. 여전히 증류수에 대한 의견은 분분하지만, 김평안 교수의 유튜브 강의를 보고 '증류수'를 마셔보기로 마음먹었다. 증류수기로 증류한 순수한 물(H_2O)을 마시려고 노력하며, 아침마다 마시는 백비탕도 증류수로 만들어 먹는다.

나는 아침마다 백비탕을 만드는 시간에 쿠룬타를 한다. 쿠룬타는 인도 전통 요가 보조기구로 그 전통이 600년이나 된다.

디스크 환자뿐만 아니라 누구나 척추의 중요성을 알고 있다. 쿠룬타로 척추를 교정해보자.

쿠룬타의 효능

---

① 척추와 허리의 문제를 예방하고 자연스럽게 호전되도록 해준다.

② 오십견과 같은 어깨 통증도 쉽게 치유하고 예방할 수 있다.

③ 몸의 어느 곳이 좋지 않은지 느낄 수 있다. 처음에는 결리고 아픈 부위가 쿠룬타를 이용해 꾸준히 체형을 교정함으로써 호전되는 것을 느낄 수 있다.

④ 몸의 피로를 풀어준다. 특히 잠자기 전에 하면 근육의 긴장을 이완시켜 숙면을 할 수 있다.

⑤ 성장기 아이들의 척추 후굴(척추가 뒤로 휘는 것)이나 척추측만을 예방하고 자세를 개선한다.

⑥ 미용상의 측면에서도 비틀어진 골반을 바로잡아 몸매가 좋아지는 효과가 있다. 나이 들어가며 줄어들었던 키가 1~2cm 이상 커졌다고 말하는 노인들도 많다.

⑦ 온몸의 혈액순환이 원활해지고 허리의 유연성이 좋아지는 효과도 있다.

쿠룬타가 없을 때는 〈몸살림 운동〉의 '방석 숙제'처럼 방석을 반으로 접어 사용할 수 있다.

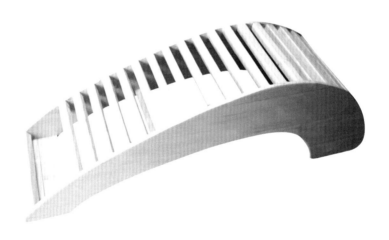

쿠룬타

몸살림 운동 1번 방석 숙제

허리를 원래의 모양대로 만곡을 이루게 해주는 운동이다. 고관절이 틀어지고 공명이 막히면서 밑으로 처지게 된 장기를 제자리로 올려주는 효과도 있다. 온몸의 긴장을 풀어주고 신진대사를 원활하게 해준다.

① 방석을 접어 접힌 면이 엉치뼈 바로 위(엉치뼈를 덮지 않아야 함)에 오게 하고 나머지 부분은 등 쪽으로 오게 하여 허리를 대고 편안히 눕는다.

② 다리는 펴고 양팔은 니은(ㄴ) 자 모양으로 해서 위로 올려 편안히 놓은 상태로 10분 정도 누워 있는다.

③ 일어날 때는 곧바로 일어나지 말고 반드시 몸을 뒤집어 엎드린 후,

④ 양손을 어깨 위치로 내린 다음 바닥을 짚고,

⑤ 팔에 힘을 주어 엉덩이를 뒤로 빼면서 고양이 기지개 켜는 자세를 취하며,

⑥ 천천히 일어난다.

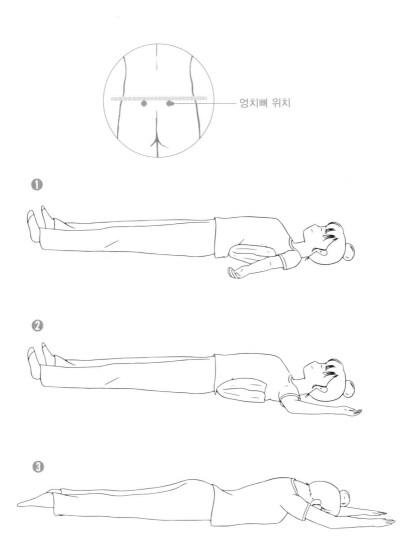

엉치뼈 위치

①

②

③

❹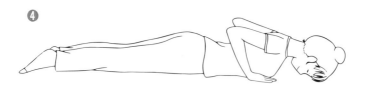

❺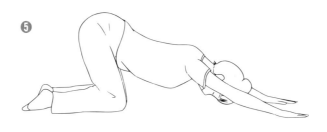

❻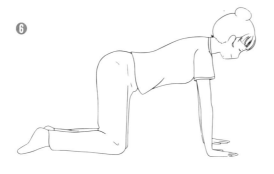

몸살림 운동 2번 방석 숙제

갑자기 심장이 뛰거나 순간적으로 혈압이 올라가는 사람은 방석을 허리가 아닌 등에 베고 눕는다. 이렇게 하면 앞으로 굽었던 어깨와 등이 펴지면서 흉곽을 넓혀준다. 응급처치 목적으로 잠깐씩만 하는 자세이다. 너무 자주 하면 오히려 역효과가 난다는 점을 염두에 두고 매일 하지 않도록 한다.

① 방석을 접어 접힌 면이 견갑골 끝나는 지점인 흉추 7번 바로 아래 흉추 8번과 수평으로 놓고 나머지 부분은 허리 쪽으로 오게 하여 눕는다. 방석을 등에 베고 눕는 자세이다.

② 양쪽 다리와 발은 힘을 빼고 양팔은 니은(ㄴ) 자 모양으로 해서 위로 올려 편안히 놓은 상태로 10분 정도 누워 있는다. 일어나는 자세는 1번 방석 숙제와 같다.

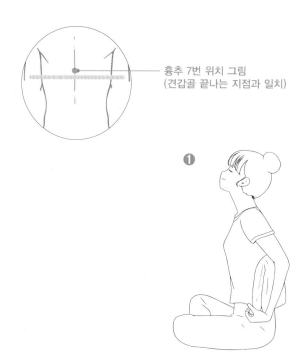

흉추 7번 위치 그림
(견갑골 끝나는 지점과 일치)

❶

❷

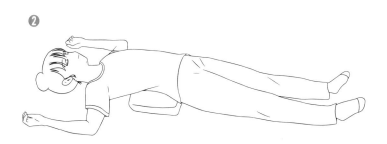

※주의! – 너무 오래 하면 오히려 근육이 굳을 수 있으니 10분 이상 하지 않도록 한다.

맥주효모

1) 맥주효모의 성분

한의원에서도 혈압약처럼 오래 복용할 수 있는 약을 만들어야 한다는 이야기를 어느 한의사로부터 들은 적이 있다. 한의학과 현대 의학의 패러다임이 다르므로 그 생각에 동의하지는 않았다. 하지만 맥주효모가 혈압약처럼 오래 먹을 수 있는 재료가 될 수 있음을 얼마 전에 알았다.

효모는 맥주나 빵의 발효 과정에 필수적으로 들어가는 재료이다. 기원전 2000년대에 바빌로니아인이 돌에 새긴 기록이나 벽화 등을 보면 그 당시에도 맥주를 제조했다는 것을 알 수 있다. 효모가 약으로 이용된 것은 그리스 의학의 아버지 히포크라테스가 불에 태워 재로 만든 효모를 부인병 치료에 사용한 것이 최초였다. 이후로는 별다른 기록이 없다가 20세기에 들어서면서 다시 효모가 의학적으로 주목을 받는다.

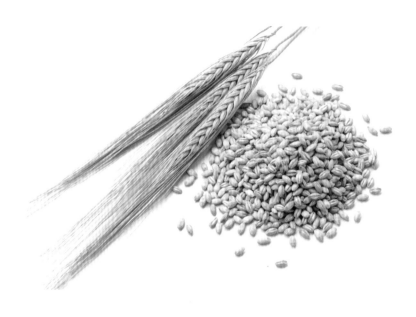

맥주효모의 재료 – 보리

효모(酵母)는 효소(酵素)들의 어머니라 할 수 있다. 효모와 효소의 관계를 자물쇠와 열쇠에 비유하는 것에서 알 수 있듯 효소는 효모라는 자물쇠를 열 수 있는 유일한 열쇠이다. 지방을 소화하는 데는 리파아제(lipase)라는 단백질 효소가 필요한데, 효모는 효소 약 4,000종의 유전 정보를 가지고 있는 단백질 덩어리이다.

각종 식품 100g당 포함된 단백질의 양

식품	단백질(g)
맥주효모	50.0~55.0
쇠고기	16.1
돼지고기	21.5
닭고기	17.1
참치	17.1
도미	17.7
달걀	13.1
우유	3.3
분유	23.4
지방이 많은 치즈	14.3
지방이 적은 치즈	35.6

《맥주효모의 경이》라는 책이 있다. 절판된 책이라 현재 구할 수는 없고 국립중앙도서관에서 열람할 수 있다. 이 책에 따르면 20여 종류의 아미노산 중 8종류의 필수 아미노산은 인체에서 스스로 만들어낼 수 없어서 음식물에서 섭취할 수밖에 없다. 맥주효모에는 이 8종의 필수 아미노산이 모두 들어 있으며 비율도 인체에서 필요로 하는 비율과 비슷하다고 한다. 지금은 히스티딘이 추가되어 필수 아미노산 종류가 9종으로 늘었는데, 맥주효모에 히스티딘이 들어 있는지는 최신 자료를 찾지 못했다.

맥주효모에는 필수 아미노산 외에도 비타민 B군이 특히 많이 들어 있다. 1912년 폴란드의 화학자 C.풍크는 쌀겨로부터 각기병을 예방하는 효과가 있는 성분을 분리하는 데 성공했다. 그리고 이 물질 내에 아민(amine 질소를 함유하는 유기물질)이 함유되어 있다는 것도 밝혔다. 그는 이 유기물을 vitamine이라고 명명하였는데, 이는 생명을 의미하는 라틴어 vita와 amine의 합성어로 생명 유지에 필수적인 물질이라는 뜻이다. 그 후, 다른 화학자들에 의해 모든 비타민이 아민을 함유하고 있지는 않다는 사실이 밝혀져 vitamine의 마지막 e자를 제거하기로 했고, 비타민(vitamin)이라는 이름으로 지금까지 통용된다. 처음에 풍크가 미강에서 추출한 것을 비타민 B1이라 명명하였고, 그 후 효모에서 비타민 B2와 B5, L2(이후 비타민 B군의 다른 이름으로 재조정), B6 등이 계속 발견되었다.

맥주효모에 포함된 비타민

종류	함유량	종류	함유량(µg/g)
비타민 B1	120~180µg/g	엽산	20~30
비타민 B2	40~50	비오틴	1~2
비타민 B3	400~500	콜린	3,500~4,000
비타민 B5	20~40	이노시톨	3,000~5,000
비타민 B6	100~120	비타민 B12	0.001~0.004

비타민 B군은 왜 중요할까? 어떤 생명이라도 생명을 유지하기 위해서는 에너지가 필요하다. 자동차를 움직이려면 연료라는 화학에너지가 필요하듯 생명을 가동하기 위해서도 화학에너지가 필요하다. 생명체를 가동하는 화학에너지는 ATP라는 분자이다. ATP는 'Adenosine Tri-Phosphate'의 약자로 네 가지 염기 중 하나인 A(아데닌)에 인산기 3개가 직렬로 연결된 구조이다.

ATP의 구조

생명체가 ATP를 통하여 에너지를 얻는 방법은 ATP-ADP 순환을 이용하는 것이다. ATP에 직렬로 연결된 인산기 중 하나를 떼어내 ADP(Adenosine Di-Phosphate)를 만들면서 이때 나오는 에너지를 생명 활동에 이용한다. 이렇게 생성된 ADP는 인산기 하나를 다시 붙여 쉽게 ATP로 재생되며, 이러한 ATP-ADP 순환 회로를 이용하여 생명체는 에너지를 끊임없이 공급받으며 생명을 유지한다. 이 에너지를 만드는 곳이 미토콘드리아인데, 미토콘드리아는 모든 진핵세포에 존재하는 세포소기관으로 세포 내 에너지를 ATP 형태로 공급하는 기능을 한다. 미토콘드리아에서 에너지 대사가 잘 되기 위해서 필요한 것이 비타민 B군이다.

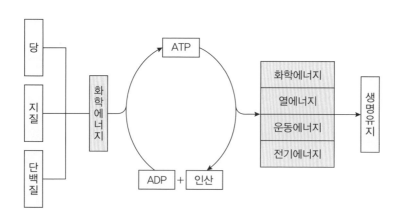

생명체의 에너지 비축과 이용의 관계

이 도표를 볼 때마다 돌아가신 장모님이 생각난다. 장모님이 제일 좋아했던 영양제는 공진단이나 경옥고 같은 비싼 보약이 아니라 값싼 비타민제인 '삐꼼씨'였다. 돈을 잘 벌지 못하는 사위의 주머니 사정을 생각해서이기도 했겠지만, 비타민 B와 C가 들어간 혼합비타민제인 '삐콤씨'의 효능을 믿고 의지했을 거라는 생각도 든다. 그러나 삐콤씨는 소화가 약간 덜 된다. 맥주효모 환은 그럴 걱정이 없으니 장모님이 지금도 살아계신다면 직접 만든 발효 맥주효모 환을 드릴 텐데 그 점이 아쉽다.

비타민 D는 대부분 햇빛을 통해 얻는다. 햇빛에 충분히 노출되지 못한 경우에는 식품을 통해 비타민 D를 섭취하여야 하지만, 실제로 비타민 D 함량이 높은 식품은 그리 많지 않다. 비타민 D의 전구물질인 에르고스테롤이 맥주효모에 많이 들어 있다. 햇빛이 부족한 북유럽에서는 햇빛에 노출하여 만든 맥주효모를 비타민 D 강화 맥주효모라고 해서 판매한다.

핵산은 모든 생명체에 필수적인 생체고분자(biopolymer) 물질이다. 지구상에 존재하는 모든 생명체에서 발견되며 생명 유지에 필요한 모든 유전 정보를 포함하고 있다. 제7의 영양소, 노화를 방지하는 영양소라고도 불린다. 이 핵산이 맥주효모에 많이 들어 있다. 건조 맥주효모 중에는 RNA 약 8%, DNA 약 0.3%가 들어 있는데, 이는 멸치나 가다랑어포, 말린 표고버섯보다 월등히 높은 함유량이다. 《DNA 핵산 건강법》, 《유전자 영양학》, 《핵산을 알면 20년 젊어진다》 같은 책들에서도 맥주효모를 권한다. 맥주효모를 꾸준히 먹으면 흰 머리카락이 나지 않는다고 할 정도로 노화 방지 효능이 있다.

맥주효모에는 미네랄도 비타민 B군 못지않게 풍부하다. 사람의 몸에서 뼈를 제외한 조직의 미네랄 성분이 고작 4.7%인데, 맥주효모 질량의 7~9%가 미네랄이다.

맥주효모에는 항산화제의 어머니 격인 글루타치온과 고혈압 치료에 도움이 되는 코엔자임 A도 들어 있다.

2) 맥주효모의 효능

첫째, 입맛을 돌게 한다. 특정한 성분 때문이 아니라 복합적인 성분들의 협동적인 대사 작용이 자동으로 입맛을 돋운다. 60~70년대 아이들에게 먹였던 영양제인 '원기소'의 주된 성분이 맥주효모이다.

둘째, 식이섬유가 풍부하게 들어 있어 변비를 치료한다. 맥주효모의 균체는 20%가량이 '글루칸'과 '만난'이라는 성분으로 이루어진 세포벽이다. 이들은 화학적으로 대단히 강한 물질인데 인체 소화효소의 힘으로는 소화되지 않는다. 그러나 맥주를 만드는 과정에서 이 세포벽이 다 부서져 식이섬유질원으로 작용하게 된다. 심한 만성 변비 환자도 꾸준히 맥주효모를 먹으면 효과를 볼 수 있다.

셋째, 간이 나쁜 사람에게 좋다. 흔히 간이 나쁜 사람들에게 고단백질 식품을 많이 먹으라고 한다. 술을 마실 때 안주로 고단백질 식품을 함께 먹으면 잘 취하지 않는다는 말도 있다. 맥주효모는 쇠고기나 돼지고기보다 고단백질 식품으로 간 기능을 좋게 할 수 있다. 애주가들이 간을 회복하는 영양제를 먹고자 한다면 맥주효모만 한 것이 없다. 지방간에도 효과가 있고, 고치기 어렵다는 간 경화증에도 맥주효모(1일 2회, 1회 용량 25g)를 사용하여 고친 기록이 있다.

넷째, 암을 이기고 다스리는 데도 효과가 있다. 한의학으로도 '암'을 고칠 수 있다고 말한 BRM 연구소 박양호 선생은 자신을 찾아온 암 환자들에게 '녹즙'과 '맥주효모'를 꾸준히 먹게 하였다. 그중에 암을 완치한 환자들이 많다. 《맥주효모의 경이》라는 책에서도 맥주효모가 특히 간암에 효과가 있다고 말한다.

다섯째, 면역 증강 효과가 크다. 밥을 잘 먹게 되고 비타민과 미네랄이 풍족하니 면역기능이 안 올라갈 리가 없다. 앞에서 맥주효모가 암을 다스린다고 했으나 암세포를 죽이는 어떠한 성분도 맥주효모에서 발견된 것은 없다. 다만 맥주효모는 면역기능을 끌어올려 암을 이길 수 있도록 해주는 것이다. 1세대 화학항암제의 부작용과 2세대 표적항암제의 내성을 이겨내는 치료 방법으로 요즘 뜨고 있는 것이 면역 항암치료이다. 맥주효모

로 암을 치료하는 것이 바로 면역 항암치료의 모범이 아닐까 생
각한다.

여섯째, 고혈압에 효과가 있다. 코엔자임 A가 들어 있어서
이기도 하지만 비타민 B2, 비타민 B5, 콜린, 이 세 가지 비타민
이 소금의 주요 성분인 나트륨의 배출을 원활하게 해주기 때문
이다. 또 맥주효모는 고단백 식품이라 혈관 벽을 튼튼하게 하는
기능도 하니, 이 역시 고혈압에 효과가 있다.

일곱째, 당뇨병 치료에 도움이 된다. 맥주효모에는 자연적
인 GTF(혈당 내성 인자)가 풍부하다. 혈당 내성 인자는 크롬이라
는 미량 원소에 몇 가지 아미노산이 결합한 복합 물질로 인슐린
의 작용을 도와 혈당을 조절해준다. 실제 미국 분자교정의학에
서는 화학약품을 쓰지 않고 자연적인 영양물질로 병을 고치고
자 하여 당뇨병과 간염을 고치는 데 맥주효모를 이용한다.

여덟째, 치매가 예방된다. 제7의 영양소라고 불리는 핵산이
들어 있기 때문이다. 핵산은 세포가 잘 죽지 않게 하거나 세포를
젊어지게 한다. 뇌세포 손상을 방지하여 치매를 예방하기 위해
맥주효모를 꾸준히 섭취하기를 권한다.

맥주효모는 얼마나 먹는 것이 좋을까? 하루에 약 20g씩 먹고 있는데, 많이 먹으면 변이 물러진다는 것 외에는 큰 부작용이 없다. 처음에는 시중에서 판매하는 맥주효모 환을 사 먹었는데 일주일 만에 한 병을 다 먹게 되니 부담이 되었다. 지금은 직접 만든 '발효 맥주효모 환'을 먹는다. 시판되는 맥주효모 가루에 발효 한약을 만들 때 쓰는 효소를 넣어 환을 지은 것이다.

흑삼

한의학에는 법제(法制) 혹은 수치(修治)라는 용어가 있다. 자연 상태 그대로 약으로 쓰는 것이 아니라 법칙에 따라 약을 짓는 것을 법제라 하고, 가공하여 용도에 맞게 다스려서 약으로 쓰는 것을 수치라 한다.

말리지 않은 인삼을 수삼이라 한다. 수삼을 쪄서 말린 것이 홍삼이고, 홍삼 중에 아홉 번 쪄서 말린 것을 흑삼이라 한다. 삼이 들어간 유명한 처방으로 경옥고가 있다. 경옥고에 관한 논문들을 참조하여 정리한 인삼의 효능은 다음과 같다.

첫째, 항산화 작용을 한다. 산화는 말하자면 녹이 스는 것이다. 못에 녹이 슬면 못 쓰는 것처럼 산화로 인해 노화한 우리 몸은 점점 못 쓰게 된다. 백삼, 홍삼보다 흑삼의 항산화 효능이 탁월하다. 찌는 횟수가 늘어남에 따라 페놀 함량이 증가하여 항

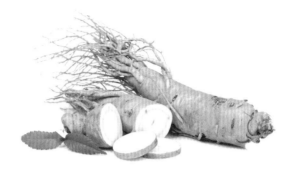

인삼

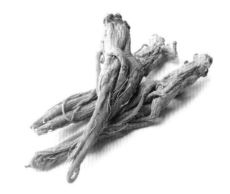

홍삼

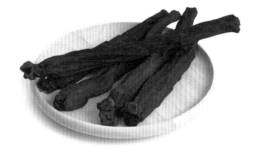

흑삼

산화 효능이 증가하기 때문이다.

둘째, 항암 작용을 한다. 암 중에서도 특히 간암을 개선하는 효과가 있다. 흑삼의 항암 작용은 신생 혈관 억제 작용에 기인한다는 논문도 있다. 중국에서는 흑삼에서 많이 나오는 Rg3를 Shey-yi 캡슐, Li-Li 캡슐 등으로 상품화하여 항암 치료제로 사용하고 있다.

셋째, 기억과 학습 능력을 향상시킨다. 일본 학자가 쓴 《해마》라는 책에서 인삼의 두뇌 기능 개선에 관한 언급이 있다. 〈스코폴라민(scopolamine) 유도 치매 생쥐에서 백삼, 홍삼, 흑삼에 대한 기억력 개선 효과〉라는 논문에서 흑삼의 반복 경구 투여가 가장 효과적이었다고 기술한 바 있다.

넷째, 항당뇨 효능이 있다. 흑삼은 스트렙토조토신(Streptozotocin) 유도 당뇨병 쥐에서 고혈당 준위(300mg/dL이상)를 정상 수준(102mg/dL)으로 감소시켰으며, 헤모글로빈A1C(혈관 내에서 헤모글로빈과 포도당이 결합한 것으로 평균 혈당치의 지표)의 함량을 유의적으로 감소시켜 간장과 신장의 손상을 완화하는 데 긍정적인 효과를 보여주었다. 백삼과 흑삼을 비교 연구한 논문에서 공복 혈당치와 인슐린 농도가 흑삼 투여군에서 더 유의적으로 저하되어 흑삼이 백삼보다 낮다는 결과가 나왔다.

다섯째, 혈압강하 작용을 한다. 인삼의 혈압 조절 작용에 관한 이론이 많다. 인삼에는 혈압을 올리거나 내리는 성분이 모두 발견되기 때문이다. 홍삼은 유해 활성산소에 의한 혈관 내피세포의 산화적 손상을 보호하고 혈압 상승 유도와 관련된 혈관 수축 물질에 대해 길항적 작용을 발현하며 세포 내 칼슘이온($Ca2+$) 농도 조절 등 순환기계의 항상성 유지에 유용한 효과를 미친다. 심혈관 치료에 다양한 약리작용을 하는 Rg3가 다량 함유된 흑삼은 앞으로도 혈압강하 작용에 있어서 더 긍정적인 연구 결과가 나올 것으로 본다.

한약을 처방받으러 온 환자 중에 자신은 혈압이 높으니 인삼을 넣지 말아 달라고 이야기하는 사람이 많다. 이런 요구를 받으면 인삼은 넣지 않는다. 최고의 의사는 내가 아니라 환자 본인이기 때문이다. 그러나 인삼이 안 맞는 사람도 홍삼은 맞을 수가 있다. 그런 환자에게는 '성질이 고약한 사람이 있다. 너무 성질이 고약하니깐 감방에 보낸다. 감방에서 뜨거운 맛을 본다. 오래 있으면서 성질이 누그러진다'라고 설명한다.

여섯째, 항비만 효능이 있다. 약제 중에서 비만과 관련해서 확실한 효과가 있는 것은 마황과 인삼, 두 가지 종류를 꼽을 수 있다. 시중에서는 마황을 위주로 처방을 많이 하는데 간혹 심장 떨림, 불면, 어지러움, 두통, 구토 등의 부작용이 발생할 수 있다. 고지방 식이로 유도된 비만 쥐에게 흑삼 추출물을 1%, 3%, 5% 첨가하여 12주간 투여한 결과 고지혈증, 간의 지방축적, 백색 지방 조직이 감소하였으며, 총 대변 중량과 대변 지방 배설량은 증가하였다는 결과가 나왔다.

일곱째, 아토피 억제 활동을 한다. 한의원에 아토피 환자가 오면 나는 대장 건강부터 살핀다. 대장 기능이 좋아져야 아토피가 호전된다는 것을 확신하기 때문이다. 아토피 환자에게 인삼은 쓰지 않지만, 흑삼의 Rg3와 Rh2 성분이 피부질환의 염증반응에 작용하여 가려움증을 개선한다는 논문이 있어 흑삼을 사용한다.

여덟째, 운동량 증강에 도움을 준다. 인삼은 운동 수행 능력을 향상하는 데 도움이 되고 피로 해소 능력이 우수하여 스포츠 의학계에서도 주목한다. 특히 흑삼의 Rg3 성분은 유산소 운동과 병행하여 투여 시 심근조직 미토콘드리아의 동적 리모델링을 조절하고 미토콘드리아의 양적·질적 기능 개선을 통해 심근의 운동 적응력을 높인다고 보고되었다.

이렇게 좋은 인삼, 특히 홍삼과 흑삼의 효능에도 불구하고 우려되는 부분이 있다. 바로 벤조피렌 문제이다. 2007년 흑삼과 발암물질인 벤조피렌에 대한 방송 보도가 있었다. 이 보도로 인해 소비자들의 항의와 제품의 반품사태가 있었고 흑삼 업계에서는 벤조피렌이 생기지 않는 가공법에 관하여 관심을 가지게 되었다. 최종적으로 수삼을 찌는 온도를 100℃ 이하로 하고 건조온도를 50℃ 이하로 했을 때 벤조피렌에 대한 안전성 우려는 거의 없는 것으로 귀착되었다.

내가 인삼을 약으로 쓰게 되기까지 세 번의 중요한 계기가 있었다.

한살림 초창기에 자문위원을 맡으면서 충북 목회자 모임에서 강의를 한 적이 있다. 강의를 다 끝내고 편안하게 잡담을 나누는데 어느 목사님이 말하기를, 아는 목사님이 갑자기 돌아가셨는데 사인이 농약 중독이라고 했다. 어느 신자가 처음 수확한 거라며 수삼을 가져왔는데 그 수삼을 드시고 그렇게 됐다는 것이다. 인삼 재배에 농약을 많이 사용한다는 사실을 알게 된 그날 이후로는 인삼 대신 백하수오를 썼다. 하지만 지금은 수삼 농가들도 농약을 사용하면 본인에게도 좋지 않으므로 절제하여 사용한다고 한다.

허영만 화백의 《허허 동의보감》을 감수하면서 산삼 취재를 위해 충북에서 활동하는 심마니 홍영선 씨를 만났다. 그 계기로

〈한서심마니산삼협회〉 회원이 되었고 협회에서 공급하는 산삼으로 경옥고를 만들게 되었다. 뇌경색으로 보훈병원에 입원한 환자가 산삼 경옥고를 먹고 처음에는 심한 두통을 호소했으나 다음 날부터는 휠체어에서 일어나 보행 연습을 한 일이 있었다. 이를 본 환자들이 산삼 경옥고를 찾았고 많은 사람들이 산삼의 효과를 실감하였다. 그러나 산삼은 심은 사람은 없지만 캐려는 사람은 많아 구하기 어려운 게 문제였다.

스스로 본인을 괴짜 목사라고 소개하는 장석열 목사의 《흑삼시대》라는 책을 읽고, 직접 만나보고 싶어 금산까지 갔다가 못 만나고 돌아온 적이 있다. 장석열 목사 《흑삼시대》에 수삼을 아홉 번 쪄서 흑삼으로 만든다는 내용이 있다. 그 내용에 공감하여 지금은 인삼이 들어간 모든 처방에 흑삼을 쓰고 있다.

다음은 내가 한의원에서 흑삼을 만드는 방법이다.

흑삼 만들기

---

① 수삼은 살집이 있는 5~6년근 난발삼을 준비한다.

② 깨끗이 씻은 후 물기를 자연스럽게 말린다.

③ 홍삼을 찔 때처럼 찐다.

④ 말릴 때는 충분히 말린다. 햇빛에 말리는 것이 가장 좋으

나 여의치 않을 때는 식품 건조기도 나쁘지 않다. 식품 건조기에서 건조할 수 있는 최저 온도는 35℃가 적당하다. 태양 빛으로 말리는 것과 비슷하며, 너무 높은 온도에서 건조하면 벤조피렌이 생긴다는 연구 결과가 있다.

⑤ 이 과정을 아홉 번 반복하면 삼족오의 색을 닮은 흑삼이 된다.

※ 전 과정에 한 달 정도 시간이 걸린다.

발효음식

1) 된장

동의보감에서는 "장은 장(醬)이다. 여러 가지 음식과 함께 장을 먹으면 오장이 편안하게 되기 때문에 옛날부터 성인들은 먹지 않을 수 없었다."라는 구절이 있다. 간장, 된장, 고추장, 청국장 같은 우리 식탁에 오르는 장이 음식에 있는 여러 독(毒)을 없애줘서 우리 몸을 편안하게 해준다.

이 사실을 집에서 확인할 방법이 있다. 감자나 사과를 공기 중에 오래 놔두면 갈색으로 변한다. 이것을 산화(酸化)라고 하는데, 한마디로 늙는다는 뜻이다. 이를 방지하려면 소금물에 담가 공기 중의 산소와 접촉을 차단해야 한다. 그러나 이미 갈색으로 변한 감자나 사과의 색깔이 원래대로 되돌아오지는 않는데, 이것이 된장에서는 가능하다. 항아리 뚜껑을 열고 보면 표면에 있는 된장은 진한 갈색이다. 된장을 뒤집어 속에 있는 된장을 꺼내

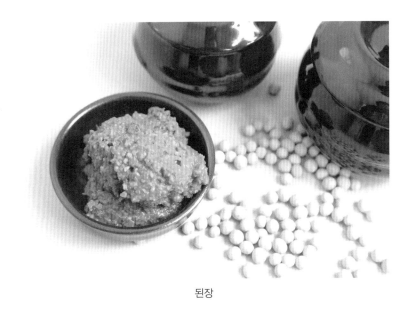

된장

면 노란 된장이 나온다. 그러다 시간이 지나면 겉으로 나온 된장
은 갈색으로 변하고 속으로 들어갔던 갈색 된장은 다시 노란색
이 된다. 이런 현상이 가능한 것은 산화된 물질을 원래대로 되돌
려놓는 환원 작용 때문이다. 가끔 교회에서 강의할 때면 환원 작
용을 설명하며 고리도 후서 5장 17절 '이전 것은 지나갔으니 보
라 새것이 되었도다'라는 구절을 인용한다. 이 환원 작용을 제대
로 느끼기 위해서는 된장을 끓여 국이나 찌개로 먹지 말고 생된
장으로 먹는 것이 좋다.

　된장의 환원 효과에는 원재료인 콩의 역할이 클 것으로 생
각한다. 한의학의 대표적인 해독제인 감두탕의 주된 재료가 감

초와 콩이기 때문이다. 연구에 의하면 된장은 오래 발효된 것 (2년 이상)이 더 좋고 미소와 낫토 등 일본 된장보다 우리 생된 장이 효과가 더 좋다고 한다. 메주의 표면에는 곰팡이가, 내부에 는 세균이 있으며 소금물에 담그는 순간부터 효모의 활동이 시 작되는데, 이들 미생물이 삼위일체로 함께 작용하면서 발효가 되는 전통 된장은 단일 배양균을 이용한 일본식 된장이나 시중 의 공장 된장보다 3배 정도 항암과 혈전 용해 작용이 높다. 이를 《알콩달콩 우리 콩 이야기》에서는 이렇게 표현한다. "콩이 곰팡 이와 만나면 맛과 영양이 진화한다. 발효 과정에서 콩에 없던 비 타민 B, 비타민 K, 폴리글루탐산, 고분자 핵산 같은 물질들이 생 성된다. 비타민 B1은 50%나 증가하는데, 피로 해소와 신경 안정 에 도움이 된다. 에너지 대사율을 높이는 비타민 B2는 3배 가까 이 증가하고, 빈혈을 예방하는 것으로 알려진 비타민 B12는 새 로 만들어진다."

2) 청국장

청국장은 그 효능에 비해 대접을 받지 못하는 음식이다. 그저 냄새가 심하게 나는 싸구려 음식이라고 생각하는 사람 도 많다. 그러나 과연 그럴까? 청국장은 전통 장류 중에서 소 금 함량이 가장 적다. 장기 보존을 하지 않기 때문이다. 만든 지 2~3일 만에 먹을 수 있는 가장 신선한 장이 청국장이다.

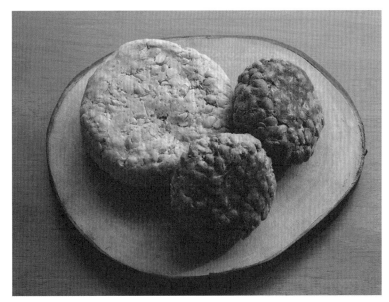

청국장

　청국장에 관한 과학적인 효능에 관한 책《청국장 다이어
트&건강법》을 읽고, 나름대로 정리한 청국장의 효능은 다음과
같다.

　첫째, 장이 좋아진다. 육식과 채식으로 음식을 구분하듯 발
효균에도 육식성 발효균과 채식성 발효균 두 종류가 있다. 육식
성 발효균에는 우리가 흔히 아는 유산균이 있으며, 식물성 발
효균에는 청국장에 많이 들어 있는 바실러스균이 있다. 유산균
은 위장의 강한 산성에 죽기 때문에 캡슐 등으로 대장까지 살아

내려갈 방법을 고안하고 있다. 반면 바실러스균은 산성에도 잘 죽지 않는다. 또 유산균은 혐기성이지만 바실러스균은 호기성이다. 바실러스균이 대장의 산소를 좋아하면 할수록 그 환경은 유산균에게 좋은 환경이 되는 것이다.

둘째, 중풍을 예방할 수 있다. 뇌졸중에 관심이 있는 사람이라면 낫토(나또)에 들어 있는 낫토키나아제에 대해 들어본 적이 있을 것이다. 연세대학교 부총장을 지낸 유주현이 쓴 《건강 발효식품 나또와 청국장》에는 "나또와 청국장은 삶은 콩에 청국장균을 접종하여 배양 발효시킨 것으로 단백질이 풍부하고 된장과 함께 천년이 넘게 애용되어 온 우리나라와 일본의 전통 발효 음식이다."라고 되어 있다. 주의할 점은 완전히 끓여버리면 균의 효과를 기대할 수 없으므로 조리가 다 끝난 후에 청국장을 넣어야 한다는 것이다.

셋째, 고혈압을 예방한다. 이에 대한 실험을 위해 본태성 고혈압에 걸린 쥐를 선택해, 한쪽 그룹의 쥐에게는 쌀에 삶은 콩을 혼합한 것을 먹이고, 또 다른 한쪽은 콩 대신 청국장을 먹였다. 실험 결과 삶은 콩을 먹인 쥐는 고혈압이 진행되었고, 청국장을 먹인 쥐들은 차츰 혈압이 내려가더니 약 한 달 후에는 정상 혈압을 유지했다.

넷째, 당뇨병을 예방한다. 청국장에는 섬유질이 5% 정도 들어 있어 당의 흡수가 서서히 일어날 수 있도록 도와준다. 또 트립신 억제제도 들어 있는데 이 물질이 췌장에 영향을 주어 인슐린의 분비를 촉진함으로써 당뇨병 예방과 치료에 도움을 준다.

다섯째, 치매를 예방한다. 청국장에 있는 '레시틴'이 분해되면 '콜린'이라는 물질이 생성되는데, 이 콜린이라는 물질이 치매 환자에게 부족한 '아세틸 콜린'이라는 신경 전달 물질의 양을 늘리는 데 중요한 역할을 한다.

여섯째, 항암 효과가 있다. 우리나라 사람들의 유방암이나 전립선암의 발병률은 미국인과 비교해서 아주 낮다. 학자들은 그 이유를 콩을 많이 먹기 때문이라고 본다. 콩을 발효시킨 청국장에는 '제니스테인'이라는 물질이 있는데 이 물질은 암에 탁월한 효과를 보인다. 흰 쥐를 대상으로 한 실험에서 발암물질에 노출된 비정상 세포가 악성 종양 세포로 진행하는 것을 억제하는 효능이 제니스테인에 있다는 것이 밝혀졌다. 암은 세포의 유전자가 손상되는 단계와 세포분열이 빨라지는 단계로 나누어지는데 제니스테인은 세포분열이 빨라지는 것을 억제한다. 제니스테인은 유방암을 비롯하여 결장암, 직장암, 위암, 폐암, 전립선암 등을 예방하는 데 효과가 있다고 알려졌다. 그리고 청국장에 있는 '사포닌'이라는 물질 또한 암 예방에 큰 역할을 한다. 사포닌은 암의 발생 과정에서 생기는 DNA 부가물이 자라는 것을 억제하여 암 발생 촉진 인자를 감소시킨다.

일곱째, 피부가 좋아진다. 나는 아토피 등 피부 질환이 있는 사람에게 항상 장의 증상부터 고치기를 권유한다. 장을 고치면 피부가 좋아진다. 청국장은 장에 좋으니 피부에도 좋다. 또 청국장에는 피부에 좋은 비타민 E와 비타민 B군이 많이 들어 있다.

여덟째, 간 기능 개선과 숙취 해소에 효과가 있다. 청국장에 있는 비타민 B2가 알코올 분해를 촉진하여 간 기능을 개선하고, 풍부한 아미노산은 숙취 해소에 도움이 된다.

아홉째, 빈혈을 예방한다. 콩에는 비타민 B12가 없다. 비타민 B12는 고기에만 있는 것으로 알려졌는데, 콩을 발효하여 만드는 간장, 된장, 청국장에도 비타민 B12가 들어 있다는 것을 서울대 노화연구소장 박상철 교수가 처음으로 밝혔다. 서양의 채식주의자들은 비타민 B12를 섭취하기 위해 보충제를 꼭 먹어야 하지만, 우리나라 사람들은 장류 식품을 섭취하여 빈혈을 예방할 수 있다.

열째, 골다공증을 예방한다. 청국장 100g에는 칼슘이 217mg이나 들어 있으므로 청국장은 고칼슘 식품이라 할 수 있다. 칼슘은 양질의 단백질과 같이 섭취하면 흡수율이 월등히 상승한다. 청국장에는 양질의 단백질이 풍부해 칼슘의 흡수율도 높인다. 또 칼슘이 뼈에 흡수되어 구성성분이 되기 위해서는 비타민 K의 도움이 필요한데, 청국장에는 비타민 K가 100g당 무려 870mg이나 들어 있어 뼈로 가는 칼슘의 흡수율을 높여준다. 그 밖에 청국장에 풍부한 제니스테인도 칼슘의 흡수율을 높여주는 것으로 알려졌다.

참고로 나는 아침에 증류수에 희석한 식초 1잔을 마시고, 점심에 청국장 환 70g을 먹고 있다. 청국장 환은 물 없이 꼭꼭 씹어서 삼킨다. 저녁 한 끼만 가족들과 함께 일반적인 식사를 한다.

3) 김치

한국인의 주식은 거의 밥이며 가끔 국수, 떡 같은 음식으로 대체하기도 한다. 어떤 것을 주식으로 하든 반찬에 김치가 거의 빠지지 않는다. 김치는 지역마다 만드는 방법이 조금씩 다르지만 다음 조건을 갖추면 모두 김치라고 부른다.

첫째, 주재료는 주로 배추와 무이며 그 외에 갓, 쪽파, 오이,

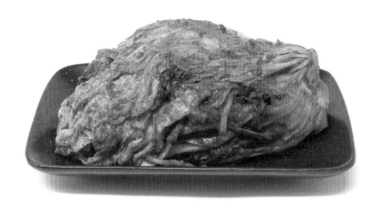

김치

부추 같은 채소를 사용한다.

둘째, 양념은 기본적으로 고추, 파, 마늘, 생강 등을 쓰며 새우젓, 멸치젓, 황석어젓 등의 젓갈로 간을 맞춘다. 부가적으로 굴, 동태, 낙지, 생새우 등을 넣기도 하고 소고기를 삶아서 넣기도 한다. 이렇듯 양념은 개인의 취향과 가정의 전통, 계절과 지역에 따라 다양하게 조합하여 쓴다.

셋째, 어떤 조합으로 양념을 하든 채소와 양념을 혼합하여 적당히 간을 한 후 밀폐된 독이나 용기에 담아서 일정 기간 숙성시키는 공통적인 과정을 거친다. 세계 어느 나라에도 이처럼 여러 가지 채소를 혼합하여 발효하는 음식은 없다.

지역에 따라 저마다 특색 있는 향토 김치가 있다. 북부지방에서는 기온이 대체로 낮다 보니 고춧가루를 많이 쓰지 않고 젓갈도 적게 사용하여 심심하면서도 시원한 김치를 만든다. 서울을 비롯한 중부지방에서는 북부지방보다 양념과 젓갈을 더 사용하는데, 새우젓이나 조기젓을 주로 사용하고, 김칫국물을 자박하게 부어서 고춧가루를 적당히 푼 김치를 애용한다. 남부지방은 온도가 높아서 김치를 시지 않게 오래 보관하기 위해 소금, 젓갈, 고춧가루를 많이 사용하여 양념이 강한 김치를 담근다. 전라도 김치는 주로 멸치젓을 사용하며 밥을 당화시켜서 김치에 단맛을 내고, 경상도에서는 갈치속젓과 멸치젓을 사용하여 짭짤하게 김치를 담근다.

김치의 주재료에 대해 더 알아보자.

배추는 네 장의 꽃잎이 십자 모양으로 피는 십자화과 식물이다. 양배추, 브로콜리, 케일, 겨자, 무, 순무 등이 여기에 속한다. 이들은 모두 항암 효과가 있다고 알려진 식물로, 김치를 먹지 않는 미국에서는 십자화과 채소들의 성분만을 모아 알약으로 만들어 판매한다.

한때는 우리나라에서 가장 많이 재배하는 식물이 배추, 무였다. 이는 우리나라의 암 발병률이 상대적으로 낮은 이유 중 하나일 것이다. 배추는 성분의 90% 이상이 수분이기 때문에 열이 나면서 입이 마르거나 소변이 나오지 않을 때 즙을 내어 마시면 좋다. 섬유질이 많이 들어 있어 장운동을 촉진하는데, 대소변을 잘 보게 하니 몸 안의 독소가 제거된다. 고랭지 채소라는 말에서 알 수 있듯 배추는 서늘한 곳에서 잘 자란다. 한의학에서는 이를 찬 성질이 있다고 보는데, 몸이 찬 사람은 배추와 생강을 함께 먹는 것이 좋다.

　무의 학명은 'Raphanus sativus'이다. 'raphanus'는 빠르게 자란다는 뜻이다. 허균이 집필한 《한정록》에도 "무는 달마다 파종하고 달마다 먹을 수 있다."라고 나와 있다. 무는 생긴 모양대로 아래로 내려가는 기운(下氣)이 강하여 음식물을 아래로 내리는, 즉 소화에 효과가 있다. 단지 배추처럼 찬 성질인 것이 단점인데, 이는 발효시키면 해결이 된다.

　무를 발효시킨 음식 중 단무지가 있다. 단무지는 16세기 일본의 다꾸앙 선사가 무를 왕겨 속에 묻어 두고 3년 정도 발효를 시켜 완성한 것이 시초이다. 이를테면 저렴한 김치라고 할 수 있다. 단무지는 소화 기능이 떨어져서 자주 체하는 사람에게도 도움을 줄 수 있다. 또 변비에 좋고 담 결석이나 요로 결석에도 긍정적인 효과를 기대할 수 있다.

　땅속에 있는 무와 달리 무청은 햇빛을 많이 보고 자란다. 더욱이 햇빛에 말려 먹으니 이 책의 제목인 '양기'가 포함된 음식이라 할 수 있다. 영양분보다도 섬유질의 효과를 볼 수 있으니 많이 먹어도 좋다.

　갓 역시 십자화과 식물이다. 다른 십자화과 식물과 달리 빛의 높은 온도를 좋아하는 호광성(好光性)이 강하기 때문에 성질이 따뜻하다. 창양(瘡瘍) 같은 피부병이나 눈병, 치질, 대변 하혈과 같은 열성 질환이 있는 경우에는 먹지 않는 것이 좋다. 진행되는 일부 암에도 맞지 않을 수 있으니 주의해야 한다. 갓의 씨앗으로 만든 것이 겨자이다.

　쪽파는 파와 양파를 교잡한 식물이다. 노새가 새끼를 낳을 수 없듯이 쪽파 역시 씨로는 번식할 수 없고 포기를 나눠 심음으로써 번식할 수 있다. 번식은 쉬운 편이라 많이 유통된다. 양파보다는 파의 성질이 더 강하다.

　추우면 옷을 입는다. 추울수록 옷을 더 두껍게 입는다. 오이 역시 마찬가지이다. 더운 여름에 나지만 껍질이 두꺼운 것을 보면 그 성질이 더위와 반대된다는 것을 알 수 있다. 과연 오이의 원산지는 추운 히말라야 산록이다. 오이의 성질이 차기 때문에 오이로 만든 김치인 오이소박이에는 성질이 따뜻한 마늘이나 부추를 소로 넣는다.

부추는 온대나 열대지방에서 잘 자란다. 중국에서는 기양초(起陽草)라고 하여 정력에 좋다고 생각했다. 경상도에서는 이른 봄에 눈을 뚫고 올라오는 부추를 '아시부추'라고 부르는데, 아시부추는 아들에게는 안 주고 사위에게 준다는 말이 있다.

4) 치즈
디디에 엇세르스테번스(Didier t'Serstevens)라는 이름을 들어본 적 있는가? 대부분은 모르는 이름일 것이다. 그러나 이 사람의 한국식 이름인 '지정환(池正煥)'을 들어본 사람은 제법 많을 것이다.

지정환(1931~2019)
벨기에 출신의 대한민국 천주교 전주교구 신부로, 전북 임실에서 한국 최초로 치즈 산업을 일으키는 등 농민과 장애인을 위해 헌신하다 2019년 4월 13일 88세를 일기로 선종했다.

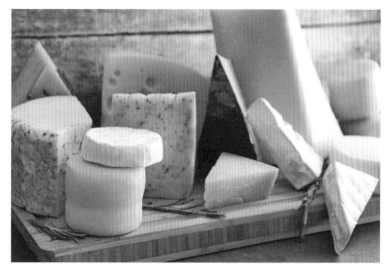
치즈

본명은 디디에 엇세르스테번스이다. 한국 이름인 정환은
'정의가 환히 빛난다'라는 뜻이다. 1931년 벨기에 브뤼셀
의 귀족 가문에서 태어난 그는 1958년 사제로 서품됐고,
1959년 천주교 전주교구에 신부로 부임하며 한국 땅을 밟
았다. 이후 60여 년간 한국 땅에서 가난한 농민들을 위해 헌
신하는 삶을 살았다.

1961년 전북 부안성당에 있을 때는 3년간 간척지 100ha
를 조성해 농민들에게 제공하는 등 지역 농민들을 도왔다.
1964년 전북 임실성당에 부임해서는 산양을 키우다 농가
소득을 증대시키고자 치즈 생산에 나섰다. 3년간 실패를 거

듭하던 그는 유럽의 공장을 돌며 장인들에게 기술을 배워 1967년 마침내 임실에 한국 최초의 치즈 공장을 만들고 치즈 농협을 출범시켰다. 1970년대에는 외국인 사제들과 함께 민주화 투쟁에 나섰다. 이 일로 강제 추방 위기에 몰리기도 했으나, 농촌 경제 발전에 헌신한 공을 고려해 추방을 면했다. 1980년 광주 민주화운동 당시 우유배달 트럭을 몰고 광주로 가서 시민군에게 우유를 나누어주기도 했다. 임실 치즈가 입소문을 타면서 성장하던 중 다발성 신경경화증이 악화한 지정환은 치즈 공장을 농민들에게 대가 없이 넘겨주고 1981년 벨기에로 돌아갔다. 1984년 치료를 마치고 한국으로 돌아왔고, 같은 해 중증 장애인 재활 공동체인 '무지개 가족'을 세우고 사회봉사 활동에 헌신했다. 2002년 호암재단으로부터 사회봉사상을 받았으며, 2007년에는 각계에서 받은 상금과 기부금으로 '무지개 장학재단'을 설립했다.

2016년 법무부로부터 한국 치즈 산업과 사회복지에 이바지한 공로로 대한민국 국적을 받았고, 2018년 초에는 창성창본(創姓創本 본관과 성씨를 만드는 것)을 신청해 임실 지씨의 시조가 됐다. 2019년 4월 15일 정부로부터 국민훈장 모란장에 추서됐으며, 고인의 유해는 전주 치명자산 성직자 묘지에 안치됐다.

지정환 신부가 치즈를 만들고 나서 조선호텔에 납품할 때의 이야기이다. 납품은 되었지만, 치즈 공장의 사업장 등록이 되어 있지 않아 수금을 할 수 없는 상황이었다. 사업장 등록 허가를 받기 위해 보건소, 임실군청, 최종적으로 농림부를 찾아간 지정환 신부에게 가톨릭 신자이기도 한 농림부 차관은 이렇게 말을 했다고 한다.

"신부님 정신이 나갔습니까? 한국인들은 치즈를 모르고 살았던 사람들입니다. 왜 신부가 치즈를 만들고 있습니까? 신부님은 사람을 위해 기도하고 미사를 드리기만 하면 됩니다. 왜 시간 낭비를 하십니까. 그냥 신부님 위치로 돌아가란 말입니다. 그리고 제가 호언장담하건대 대한민국 사람들은 100년이 지나도 치즈를 잘 먹지 않을 것입니다. 그러니 쓸데없는 것에 시간 낭비하지 마십시오."

그러나 100년의 절반인 50년밖에 지나지 않은 지금 치즈는 우리나라 사람들이 두루 즐기는 음식이 되었다.

《암을 고치는 미국 의사들》이라는 책에서 저자 수제인 소머스는 자신의 주치의인 마이클 갤리처 박사를 소개한다. 마이클 갤리처는 항노화와 결부된 생활요법과 식습관을 이용하여 암을 예방하고 치료하는 의사이다. 1950년대에 독일 생물화학자인 조앤 버드위그는 코티즈 치즈와 아마씨유를 같이 먹으면 세포 내에 산소공급을 증가시킬 수 있다는 연구 결과를 발표했다. 갤리처 박사는 이 연구 결과를 응용하여 2/3컵의 코티즈 치즈와 아마씨유(오메가3가 풍부한 생들기름으로 대체 가능) 6큰술을 넣고, 딸기류와 견과류(땅콩 제외)를 첨가하여 믹서기로 갈아서 하루에 한 번 먹거나 두 번에 나누어 먹는 아주 간단한 방법을 소개하였다. 예방 목적이거나 치료 후 유지 목적이라면 절반 정도 양을 줄여도 된다고 한다. 우리나라에서는 '들깨 코티즈 치즈 요법'이라는 이름으로 방송에서 소개되기도 했다. 이 방법은 노화와 만성 염증을 억제하여 암과 같은 질병도 물리칠 수 있다고 알려졌다.

들깨 코티즈 치즈를 만들어보자.

들깨 코티즈 치즈 만들기

---

① 우유 1,000mL를 가장자리가 부글부글 끓어오를 때까지 약한 불에 끓인다.
② 잔거품이 올라오면 식초 4큰술을 넣는다.
③ 우유가 굳기 시작하면 불을 끄고 잠시 기다린다.
④ 응고된 우유를 면포 위에 부은 후 거르면 코티즈 치즈가 완성된다.

⑤ 완성된 코티즈 치즈에 생들기름 2큰술(10g), 들깻가루 1큰술(5g), 바나나 1개(85g), 아몬드 슬라이스 약간(5g)을 넣고 버무리면 들깨 코티즈 치즈가 완성된다. 방울토마토 등을 첨가해도 좋다.

※ 이렇게 만든 들깨 코티즈 치즈는 아침 식사 대용이나 간식으로 꾸준히 먹으면 좋다.

5) 사우어크라우트

양배추도 십자화과 식물이다. 당연히 항암 효과를 기대할 수 있다. 핀란드 연구진은 《농업 및 식품 화학 저널》에서 양배추를 발효시키면 그 속에 들어 있는 글루코시놀레이트(glucosinolate)가 항암물질로 알려진 이소티오시아네이트(isothiocyanates)로 분해된다고 밝혔다. 연구진 가운데 한 명인 에바 리사 리하넨은 "발효시킨 양배추가 생으로 먹거나 요리해서 먹는 양배추보다 훨씬 더 영양분이 많다는 사실, 특히 암을 이기는 영양분이 많다는 사실을 확인했다."라고 말했다. 양배추를 발효시켜 만드는 독일식 김치가 사우어크라우트이다.

양배추를 발효시키는 미생물은 한 종류가 아니다. 모든 발효 과정이 그렇듯이 사우어크라우트도 여러 미생물 사이에 세대교체가 이루어지면서 발효가 된다. 우세 종이 끊임없이 바뀌는 산림지대처럼 여러 미생물 종이 제시간에 맞춰 번식해야만

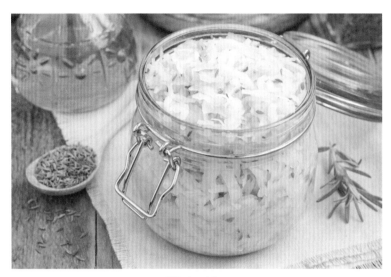

사우어크라우트

맛있는 사우어크라우트가 탄생한다.

제일 먼저 번식해야 하는 세균은 대장균이다. 대장균이 산을 만들어내야지만 류코노스톡속 유산균이 성장할 수 있는 환경이 갖춰진다. 류코노스톡속 균이 증가할수록 대장균의 개체수는 줄어든다. 그동안에도 계속 산이 만들어지기 때문에 pH는 계속 떨어진다. 그다음에 증식하는 세균들이 바로 락토바실러스속 유산균이다. 이 세 종류의 세균이 연속적으로 증식하려면 발효식품의 산도가 계속 증가해야 한다. 그러나 걱정할 필요 없다. 이 세균들은 환경만 조성해주면 저절로 생기기 때문이다. 사우어크라우트는 만들기 쉬운 음식이다.

사우어크라우트 만드는 방법

① 양배추를 먹기 좋은 크기로 썬다. 취향에 따라 가운데 단단한 부분은 떼어내도 되고 그대로 사용해도 된다.

② 썰어낸 양배추를 커다란 그릇에 담아 소금을 골고루 뿌린다. 양배추 2kg당 소금 45g 정도를 뿌리면 된다. 여름에는 조금 더 넣고 겨울에는 덜 넣는다. 삼투압 현상으로 수분이 빠져나오면서 소금물이 만들어지고 양배추가 썩지 않게 발효를 시작한다. 소금은 미생물의 증식을 막고, 조직을 연하게 하는 효소의 작용을 억제하므로 아삭아삭한 질감이 그대로 남는다.

③ 염분 섭취를 꺼리는 사람은 잘 말린 해초(미역이나 다시마)를 잘게 썬 다음 뜨거운 물에 30분 정도 불린다. 해초만 건져 양배추와 섞은 다음 그릇에 담는다. 그 위에 양배추가 완전히 잠길 때까지 해초 불린 물을 충분히 부어준다.

④ 마늘, 양파, 녹색 잎채소, 순무, 우엉, 당근 등 좋아하는 채소를 더 넣어도 된다.

⑤ 재료를 모두 섞어 그릇에 넣는다. 이때 평평하게 다져가면서 조금씩 여러 차례 나누어 넣으면 양배추 속의 수분이 더 잘 빠져나온다.

⑥ 비닐이나 덮개로 덮고 그 위에 무거운 물건을 올려놓는다. 양배추를 소금물에 잠기게 하고 수분이 더 잘 빠져나오게 하기 위함이다. 적어도 하루 정도는 생각날 때마다 한 번씩 소금물이 덮개 위까지 올라오도록 꾹 눌러주어야 한다.

⑦ 발효가 잘될 때까지 그릇을 서늘한 곳에 놔둔다.

⑧ 1주에서 4주 정도가 지나면 먹을 수 있다. 이때 만들어진 국물을 다음에 만드는 사우어크라우트에 약간 넣으면 다음 사우어크라우트는 조금 더 빨리 만들 수 있다.

6) 콤부차

콤부차는 녹차나 홍차를 우린 물에 설탕을 넣고 유익균을 첨가하여 발효해 만드는 음료이다. 유익균은 스코비(SCOBY : Symbiotic Colony of Bacteria and Yeasts)라고 불린다. 발효할 때 생기는 효모균종과 미생물로 이뤄진 배양체의 모습이 버섯과 닮아 '홍차 버섯'이라고도 불린다. 시큼하면서도 달콤한 식초 맛과 향이 나며, 발효 과정에서 탄산이 생성돼 마실 때 청량감이 든다.

콤부차는 발음이 우리말이 아니라서 우리와 관계없는 차로 생각하는 사람이 많다. 일본의《고사기》와《일본서기》에 일본의 19대 천황인 인교 천황이 서기 413년에 즉위한 뒤 병상에 누

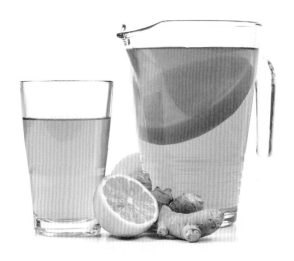

콤부차

웠는데 이듬해 신라에서 김파진한기무(金波鎭漢紀武 파진찬 신분의 김무라는 뜻)가 와서 병을 고쳐주었다는 기록이 있다. 신라 사신 김무의 일본어 발음이 '콤부'이며, 콤부차가 여기에서 유래되었다고《콤부차》의 저자인 해나 크럼은 말한다. 이에 대해 번역자는 서울대학교의 한 역사학과 교수의 말을 인용하면서《일본서기》라는 책이 역사 왜곡이 많아 신뢰할 수는 없지만 김무를 일본 한의학의 시조로 추앙하는 것은 사실이라고 했다. 한편, 콤부차의 영문 홈페이지에는 "조선의 공부(孔賦)라는 한의학자가 일본에 전파하여 널리 퍼졌다."라고 되어 있으니 콤부차의 뿌리가 우리나라와 관련이 있는 것은 분명한 것 같다.

해나 크럼은 후천성면역결핍증(AIDS)에 걸린 친구로부터 콤부차 원액을 선물 받은 것을 계기로 콤부차에 관한 책까지 쓰게 되었다고 한다. 그 친구는 아마도 산도르 엘릭스 카츠일 것이다. 산도르 엘릭스 카츠는 발효식품을 먹고 몸이 좋아져서 발효식품 관련 책을 여러 권 출간하였고, 그중 《천연 발효식품》이라는 책이 우리나라에 번역 출간되었다.

오래 살기를 소망했던 구소련의 스탈린은 암 발생률이 낮은 지역에 사는 사람들이 콤부차를 상용하였다는 기록을 보고 과학자들에게 연구하게 했다. 우리나라에서는 고(故) 정주영 회장이 애용했다는 기사도 있다. 이런 사실들로 볼 때 콤부차는 건강 및 장수와 밀접한 관계가 있을 것으로 생각된다.

콤부차에는 어떤 효능이 있을까? 크게 네 가지로 정리할 수 있다.

첫째, 영양을 공급하고 소화력을 증진한다.

오장 육부는 '몸의 엔진'이라 할 수 있다. 건강을 유지하고 관리하기 위해서는 좋은 연료가 필요하다. 콤부차에 들어 있는 장에 좋은 박테리아와 비타민 B가 풍부한 효모를 공급하고 위장의 산성도를 낮추어준다. 건강에 좋은 산과 효소도 다량 공급하여 영양소의 흡수를 돕고 소화력을 회복시킨다. 여기서 '건강에 좋은 산'과 '위장의 산성도를 낮추어준다'라는 말이 서로 모순되는 것처럼 보이지만, 식초처럼 성분은 '산'이지만 작용은 '알칼리'로 한다는 뜻이다.

둘째, 면역력을 높여준다.

천지인. 하늘의 공기로 '숨 쉬고' 땅에서 나는 것을 '먹는 것'이 사람이 '사는 것'이라는 뜻으로 내가 자주 사용하는 말이다. 영양공급 및 소화력 증진의 또 다른 표현이라고 할 수 있는데, 영양공급이 잘 되고 소화력이 증진되면 당연히 면역력이 높아진다.

셋째, 해독 작용을 한다.

콤부차에 많이 들어 있는 글루콘산과 글루크론산은 간에서 독소와 결합하여 지용성에서 수용성으로 바뀌며 소변을 통하여 배출된다. 소변을 잘 보게 만드니 몸을 맑게 만드는 데 도움이 된다.

넷째, 자양 강장 효능이 있다.

자양 강장에 효능이 있다는 말은 항산화 물질이 공급되어 체력이 좋아진다는 의미이다. 서양에서는 자양 강장 물질로 우리나라의 인삼, 인도의 아슈와간다, 그리고 콤부차를 주로 언급한다.

콤부차 만드는 법

① 콤부차의 종균(스코비)과 깨끗이 소독한 유리병을 준비한다. 종균은 인터넷 등에서 1만 원 미만 정도 금액으로 구매할 수 있다. 콤부차 원액을 구매하여 그 원액에 배양할 수도 있다.

② 유리병에 홍차(녹차, 보이차, 메밀차도 가능)를 우려낸 물을 넣고 종균들의 먹이가 될 설탕(꿀이나 올리고당도 상관없음)을 물 1L 기준 6~7스푼가량 넣은 다음 종균을 넣는다.

③ 유리병의 윗부분을 공기와 소통할 수 있도록 천으로 덮고 고무줄로 고정한 다음 직사광선이 들지 않는 곳에 둔다. 온도는 20~27도 정도가 적당하다.

④ 4~5일이 지나면 표면에 하얀 막(아기 스코비)이 생기는데 그 막이 하루하루 커지다가 2~3주 정도가 지나면 배양이 모두 끝난다.

⑤ 배양이 끝나면 아기 스코비를 새로운 유리병에 옮기고 위의 과정을 반복한다.

⑥ 아기 스코비를 건지고 난 액체가 콤부차이다. 냉장고에 보관해 두고 수시로 마신다.

※ 유리병을 여러 개(5개 정도) 준비하여 스코비를 연속 배양하면 편리하다. 처음에 유리병 한 개 분량의 콤부차를 냉장고에 보관하며 3일 정도 마시고 나면 생기는 빈 병에 연속으로 배양을 하는 식으로 연결해서 배양할 수 있다. 병의 크기는 마시는 사람 수에 따라 결정한다. 일주일에 두 번 정도 요일을 정해놓고 새로 분양하여 배양하면 계속 먹을 수 있다.

※ ②번 과정에서 홍차 우린 물 대신 허브나 한약 달인 물을 사용할 수도 있다. 복분자를 첨가하면 대장암에 효과가 있고, 감귤을 첨가하면 방광암에 효과가 있다. 그 외 다른 한약재로 실험을 해봐도 좋다. 만약 10회 연속 배양하고 나서도 스코비의 상태가 생기 있고 건강하다면 그 약재가 스코비에게도 나쁘지 않다는 뜻이고, 손가락으로 눌렀을 때 구멍이 뚫릴 정도가 되면 그 약재는 스코비에게 나쁘다는 뜻이다. 후자의 경우 그 콤부차는 마시지 않는 게 좋다. 단, 약재 달인 물이 너무 진하거나 많은 양을 넣었기 때문일 수도 있다는 점은 고려해야 한다.

7) 티베트 버섯

티베트 버섯은 티베트 승려들이 환자의 치료에 사용하여 유명해졌으며, 유산균 연구로 노벨상을 받은 메치니코프가 주목했던 발효음료이다. 만들기도 쉬워 한때 티베트 버섯 만들기가 유행했던 적도 있다.

유산균 연구의 세계적 학자 스탠리 기릴랜드 교수(오클라호마 대학)의 첫 번째 한국인 제자 김형수 박사가 쓴《유산균 먹는 녹슨 폐차》를 보면, 인간 질병의 원인 두 가지는 항생제 사용과 제왕절개이다. 김형수 박사는 항생제 사용 문제를 유산균으로 해결할 수 있다고 주장하는데, 나로서는 이 주장이 희망적이다. 모든 균을 죽여버리는 항생제 문제로 고민하는 사람이라면 유산균의 원조라고 할 수 있는 티베트 버섯을 꾸준히 먹어보기를 권한다.

티베트 버섯을 집에서 직접 만드는 방법은 다음과 같다.

티베트 버섯 만드는 방법

---

① 티베트 버섯의 종균을 준비한다. 주변에서 얻거나 인터넷에서 저렴하게 구매할 수 있다.

② 우유를 종균 양의 2~5배 정도 부어주고 12~24시간 정도

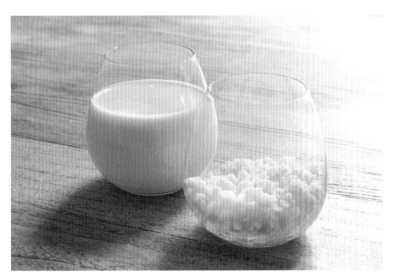

티베트 버섯

실온에 두면 발효가 된다. 24시간보다는 12시간이 더 식감이 좋다는 사람도 있다.

※ 한때 두유로 티베트 버섯 만들기를 시험해본 적이 있다. 종균이 우유에서보다 잘 살지 못해서 우유 하루, 두유 하루, 또 우유 하루 하는 식으로 만들어보다가 결국 두유로 만들기를 포기했다. 2002년에 우유로 할 때보다 2배 정도 시간을 더 들이면 두유로도 티베트 버섯이 만들어진다는 논문을 보았으나, 계속 우유로만 만들어 먹고 있다.

양념

조선일보에 사설을 썼던 이규태 교수는 약념(藥念), 즉 약이 되라는 생각으로 넣는 것이 양념이라는 말을 했다. 양념을 잘 쓰면 음식이 전부 약이 되고, 양념 하나하나를 꾸준히 먹으면 건강식품이 된다는 말이다.

1) 파

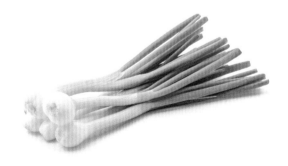

파는 위로 올라가는 모양이니 올리는 힘이 강하다. 파로 민간에서 가장 많이 약효를 본 것은 태아가 아래로 내려갈 때다. 병원에서는 '절대 안정'만 외치지만, 선조들은 파의 흰 뿌리 부분을 달여 하루 이틀 사이에 다 먹게 했다. 같은 이치로 밤늦게 공부하는 학생에게 라면을 끓여줄 때 파를 듬뿍 넣어주면 잠이 달아나는 효과가 있다고 한다.

2) 양파

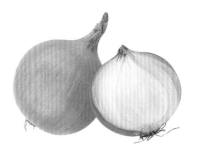

양파는 파와 정반대되는 모양이다. 안으로 모이는 모양이니 한의학적으로 이야기한다면 파는 양, 양파는 음의 효능이 있다고 할 수 있다. 파는 잠이 안 오게 하고, 양파는 잠이 오게 한다. 불면증이 있을 때 양파를 썰어 냄새만 맡아도 잠이 온다고 하여 반 토막으로 썬 양파를 접시에 올려 옆에 두고 자기도 한다. 머리카락이 빠질 때도 안으로 모아 붙어 있게 한다. 양파즙을 내어 머리에 바르기를 권하는데, 잠들기 전에 발랐다가 아침에 씻는 것이 좋다. 중국 음식점에서는 항상 양파가 나오는데 이는 중국 음식에 돼지기름을 많이 쓰기 때문이다. 고지혈증에 가장 좋은 음식 중 하나가 양파이니 같은 이유로 양파는 심장에도 좋은 양념이 된다. 한국식품연구원이 50여 가지 채소를 분석한 결과 항산화력은 양파가 마늘보다 떨어지지만, 체내에서 항산화력은 양파가 으뜸이라고 한다.

3) 고추

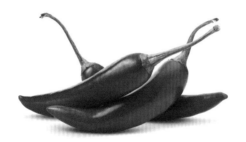

고추는 열매채소 중에서 태양 기운이 가장 많이 필요한 채소이다. 우리나라에서는 고추가 아래를 향해 자라지만 더운 나라에서는 위를 향해 자라난다. 당연히 위를 향하여 자라는 고추가 매운맛도 더하다. 한편 고추 품종은 종자로 구분하지 않고 지역 이름으로 구분한다. 바람을 잘 타서 아무 곳에나 씨를 뿌리는 성질이 있어서 종자로 구분하는 데 어려움이 있기 때문이다. 매운 것을 좋아하는 인도, 싱가포르, 말레이시아 사람들의 위암 발생률이 낮다고 한다. 우리나라도 고추장 등 고추로 만든 음식을 즐겨 먹는 나라이다.

4) 생강

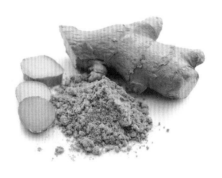

생강의 원산지인 인도에서는 생강을 '신이 내린 치료의 선물'이라고 부른다. 생강은 땅의 기운을 섭취하는 뿌리 식품이며, 사람의 몸에서도 영양분을 빨아들이는 소화기에 작용한다. 아무리 죽을 사람이라도 곡기(穀氣)가 있으면 일어날 수 있다는 말이 있다. 밥 생각이 있으면 살아날 수 있다는 말이니 이 말 한마디로도 소화기가 우리 몸에서 얼마나 중요한지 알 수 있다. 소화기에 작용하는 생강은 여러 가지 병을 예방하고 치료할 수 있어 '신의 선물'이라고 불리기에 손색이 없다. 일본의 의사 이시하라

유우미는 홍차에 생강을 타 먹는 아주 단순한 방법으로 여러 가지 병을 치료하고, 암까지도 예방할 수 있다고 말했다.

5) 마늘

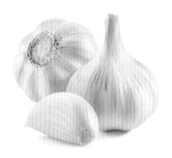

단군신화에도 나오는 마늘(단군신화의 마늘은 산마늘이나 달래로 추정됨)은 우리 민족에게 매우 친밀한 채소이며 항암 효과가 탁월하다. 이성우 교수의 《한국식품문화사》를 보면 이런 이야기가 나온다. "1945년 일본이 패망한 해는 엄청 추웠다. 동경 시내의 다리가 무너져서 임금의 3~4배를 주고서라도 다리를 고치려고 하는데 나서는 사람이 없었다, 그때 한국인이 나서며 3배의 임금에 마늘을 충분히 줄 것을 요구해 그 말대로 하자 작업을 무사히 끝냈다. 작업이 끝난 후에 마늘을 요구한 이유를 묻자 '마늘을 먹으면 몸이 따뜻해져서 물속에서도 작업이 가능하다.'라고 답했다고 한다." 그 후 일본에서는 냄새를 싫어하는 일본인들도 먹을 수 있도록 마늘의 좋은 성분을 넣어 만든 약이 나왔는데, 바로 '아로나민'이다.

6) 후추

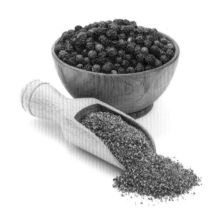

향신료의 역사를 보면 후추만큼 문제를 일으켰던 양념이 없다. 고기를 요리하고 보관하는 데 후추만큼 좋은 향신료가 없었기 때문이다. 가격도 비싸 중세 시대에는 후추가 같은 양의 금, 은, 보석과 맞먹을 정도였다. 채소를 많이 먹는 우리나라에서는 후추가 다른 양념에 비해 많이 쓰이지 않았지만 고기의 섭취가 늘어나는 요즘 점점 많이 쓰고 있는 양념이다.

7) 식초

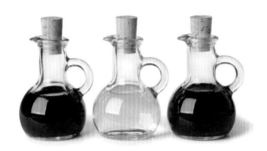

　예부터 중요한 조미료로 사용해온 식초는 발효 물질이다. 물에 녹아 있는 전분이 발효되어 먼저 알코올(술)이 되고 그다음에 식초가 된다. 초산, 구연산, 아미노산, 호박산 등 60여 종 이상의 유기산을 포함하고 있으며, 비타민과 무기질 등 각종 영양소의 체내 흡수를 도와주는 촉진제 역할을 한다.

　살균 작용, 비만 예방, 간 기능 강화, 성장 촉진, 피로 회복 등의 효능이 있으며, 노화 방지에도 효과가 있다. TV 프로그램에 출연한 어느 80대 할아버지가 자신의 머리는 염색한 것이 아니라 꾸준히 식초를 먹어 검다고 말했다. 식초는 '젊어지는 샘물'인 셈이다.

　식초 연구에 노벨상을 세 번이나 주었다는 사실로도 식초의 효능은 입증된다.

노벨상을 받은 식초 연구

① 생리의학상(1945년)
핀란드의 바르타네는 우리가 먹는 음식물이 소화, 흡수되어 에너지를 발생시키는 데 식초의 '오기자로초산' 성분이 주동이 되고 다른 여러 성분이 가세 협력한다는 사실을 발견하였다.

② 생리의학상(1953년)
영국의 크레브스와 미국의 리프만이 식초 중에 포함된 '구연산'이 주동적인 역할을 하고, 다른 여러 성분이 합작하여 피로와 노화의 원인인 젖산을 억제하고 체외로 몰아내는 놀라운 일을 한다는 사실을 알아냈다.

③ 생리의학상(1964년)
미국의 블로흐와 독일의 리넨이 공동 연구로 식초의 주성분인 초산이 만병의 근원인 스트레스를 해소하는 부신피질호르몬을 만든다는 사실을 알아냈다.

중요한 것은 이들은 모두 공장에서 만든 식초가 아니라 집에서 만든 천연 식초로 연구하였다는 사실이다.

천연 식초를 책이나 유튜브 등을 보고 직접 만들어보자. 나는 만화가 허영만 선생에게서 얻은 막걸리 식초를 배양해 먹다가 지금은 병에 든 천연 식초를 구매하여 3년 정도 놔둔 후 먹는다. 아침과 점심에 증류수 4/5컵에 천연 식초 1/5컵을 타서 먹는다.

8) 젓갈

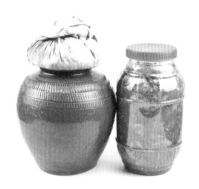

젓갈은 어패류에 소금을 첨가해 숙성시킨 발효식품이다. 우리나라는 삼면이 바다로 둘러싸여 있고 한류와 난류가 교차하여 어패류의 종류가 다양하고 풍부하여, 농사를 짓기 전부터 어패류를 먹어왔다. 그러나 어패류가 많이 잡히면 한꺼번에 다 먹기 어려워 소금에 절여 먹었는데 이것이 점차 젓갈로 발전하게 되었다.

1986년 유엔대학 연구보고서에서 젓갈을 세계 최고 발효식품으로 인정했다. 보고서에 따르면 우리나라 가자미식해는 유산균과 효모, 단백질 분해균의 함유량이 치즈보다 월등히 높다. 다만 소금 함유량이 20% 정도로 높은 편이다. 보고서는 소금 함유량을 8% 정도로 낮출 수 있다면 가자미식해가 국제적인 식품으로 보급될 수 있을 것으로 평가했다.

　　젓갈은 영양학적으로만 우수한 것이 아니다. 젓갈에서 항암 물질을 생산하는 균주를 분리하여 검토한 결과, 바실러스 서브틸리스 SW-1(Bacillus subtilis SW-1)이었다. 이 균주는 폐암 세포에 가장 강한 활성을 나타낸다고 한다.

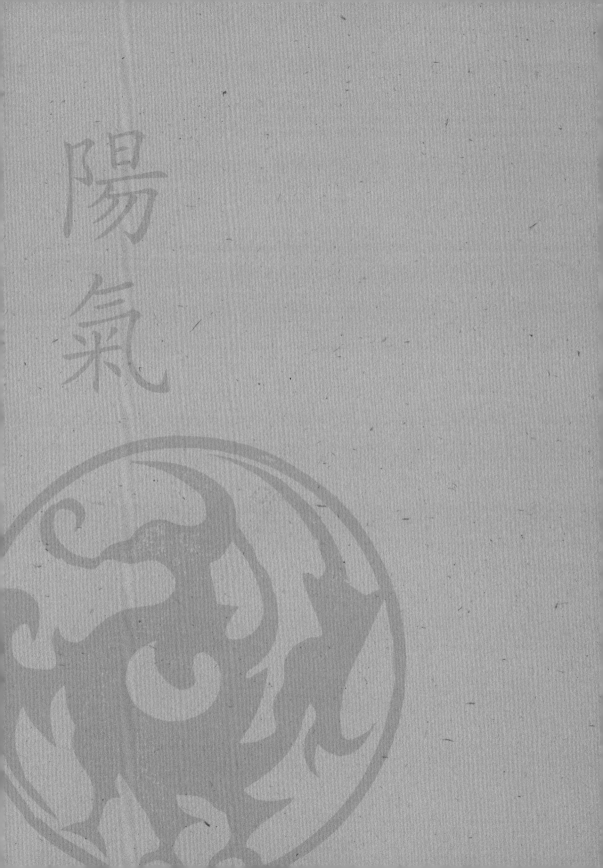

3장

잠
자
기

일광욕

1) 비타민 D

비타민 D 부족으로 생기는 대표적인 질병이 구루병이다. 서양에서는 1600년대 중반에 구루병이 처음 알려졌다. 구루병은 칼슘과 인을 흡수하지 못한 뼈가 연하고 약해져서 기형적으로 변하는 병이며, 어른에게 생길 때는 골연화증(osteomalacia)이라고 한다. 구루병에 대한 임상적인 서술은 산업혁명 당시 농촌에서 도시로 인구 이동이 있었던 시기에 시작되었다. 19세기에는 더 많은 사람이 도시로 몰려들면서 구루병이 유행했다. 1822년이 되어서야 폴란드의 한 의사가 바르샤바에 사는 어린이가 시골에 사는 어린이보다 구루병에 더 걸리기 쉽다는 사실을 보고했다. 그는 구루병 치료 방법으로 '햇볕 쬐기'를 권장하였다. 이것은 햇빛과 구루병의 연관성에 대한 첫 기술이었다. 그러나 햇빛에 피부를 노출해서 생성되는 물질이 비타민 D라는 것이 알려지게 되기까지는 그로부터 100년이 더 걸렸다.

낮 시간 대부분을 일터에서 보내야 하는 사람들에게 더 많은 햇볕을 쬐는 것은 불가능했다. 따라서 음식에 비타민 D를 첨가하는 쪽으로 처방이 진행되었고, 요즘 비타민 D를 첨가한 우유가 우리에게 익숙한 것처럼 서양에서는 비타민 D가 첨가된 맥주를 즐긴다. 한때는 비타민 D가 첨가된 담배도 있었다.

비타민 D를 첨가한 밀가루가 나온 뒤 구루병은 점차 사라지게 되었다. 의사들은 비타민 D가 구루병을 치료한다는 것을 알았고, 그 이유를 알기 위해 새로운 연구를 진행했다. 그 결과 1968년부터 70년대 초반까지 비타민 D가 위와 신장에서 대사되는 것과 장에서의 작용을 통해 혈액의 칼슘 수치를 조절한다는 것을 발견했다. 이 발견은 비타민 D를 비타민이라기보다 오히려 호르몬으로 인식하게 하는 계기가 되었고, 이것은 새로운 연구의 한 조류로 자리잡게 되었다. 비타민 D 수용체가 많은 조직과 기관에서 발견되고, 이러한 비타민 D 수용체를 구성하는 200개가 넘는 유전인자의 상호작용들이 하나하나 밝혀졌다. 이는 신체 대부분 기관에서 비타민 D에 반응한다는 뜻이며, 각 기관 세포들의 생물학적 활성을 나타내는 능력이 그 기관이 비타민 D를 얼마나 이용하는지에 달려 있다는 사실을 말해준다. 이러한 사실은 비타민 D가 상처의 치유를 돕고, 세포가 암세포로 변환되는 위험성을 낮추는 기능을 한다는 것을 시사한다.

2003년 헤니 박사는 '잠복기가 긴 결핍성 질환'이라는 제목의 논문을 발표했다. 그는 정부의 영양 관련 정책이 근본적으로 잠복기가 짧은 결핍성 질환들에만 집중되어 있다고 주장했다. 예를 들면 비타민 D는 구루병과 연관되고 비타민 C는 괴혈병과 연관된다. 구루병과 괴혈병은 영양소가 부족하면 증상이 바로 나타나는 잠복기가 짧은 결핍성 질환이다. 증상이 나타나기까지 수년이 걸리는 잠복기가 긴 결핍성 질환에는 현대 사회를 괴롭히는 3대 만성 질환인 암, 심혈관 질환, 중추신경 퇴행성 질환이 있다. 잠복기가 짧은 질환을 예방하기 위해 정부가 정한 필수 영양소의 양과 잠복기가 긴 질환을 예방하기 위해 전문 학자들이 주장하는 영양소의 양이 다르다.

2) 잠복기가 긴 결핍성 질환과 비타민 D의 관계
① 암과 비타민 D

비타민 D가 암과 연관되어 있을 것이라는 가정을 하고 진행한 연구는 1980년대부터 시작되었다. 세드릭과 프랭크 갈랜드는 미국의 암 사망률을 연구하고 있었다. 그들은 대장암 사망률을 지도에 표시했고, 그 과정에서 남서부 지방에서 대장암 발생 빈도가 가장 낮고 동북부 지방에서 가장 높다는 것을 발견하였다. 이 연구에서 태양과 암의 연관성을 찾으려는 노력이 시작되었다. 후속 연구 결과 모든 암의 지역적 분포도가 비슷하게 나왔다.

미국에서는 30~55세의 간호사를 대상으로 '간호사의 건강 연구(Nurses' Health Study)'를 한다. 최초로 1976년에 간호사 122,000여 명을 대상으로 시작하였으며 1989년과 1990년에는 33,000명, 2000년과 2001년에는 18,700명을 대상으로 채혈한 혈액을 향후 연구 분석을 위해 냉동 보관하고 있다. 지역별로 다르게 나타나는 암 발생률을 이해하기 위해 1976년 채혈해 냉동해 두었던 간호사의 혈액에서 비타민 D 농도를 측정해 지역별로 비교하였다. 그 결과 비타민 D의 농도와 암 발생률 간에 연관이 있다는 결론에 도달하였다.

이후 더 많은 연구를 한 결과 북위 35도 이상의 고위도에 사는 사람이 저위도에 사는 사람보다 암이 생길 확률이 더 높고 사망할 위험성도 크다는 것이 밝혀졌다. 같은 지역에서는 여름이나 가을에 진단받은 사람이 겨울이나 봄에 진단받은 사람보다 더 높은 생존율을 보였다. 이는 1년 중 여름이나 가을철에 비타민 D 체내 함량이 높아지는 것과 관련이 있다.

비타민 D가 암을 예방하는 과정

세포자멸사(apoptosis) : 세포자멸사는 세포가 정상적으로 사멸하는 과정이다. 세포는 새로운 건강한 세포로 대체되어야 할 상황에 놓였을 때 자연스럽게 사멸하는 과정을 거친다. 생로병사라는 프로그램에 의해 예정대로 사멸하는 세포사이다. 암세포는 이런 기능을 상실해 계속하여 자란다. 비타민 D는 세포가 암세포로 변하기 전에 사멸할 수 있도록 돕는다.

세포 분화(cell differentiation) : 세포는 고유의 기능을 하도록 변화한다. 배아 상태의 세포는 성장하면서 조직과 기관의 특화된 기능에 맞추어 변화하며, 더 분화하지 않을 때까지 지속해서 분화 과정을 거친다. 완전히 성숙한 세포가 되면 더이상 분열하지 않는다. 그러나 암세포는 분화 능력을 상실하여 계속 성장과 분열 과정을 거치며 빠르게 성장하여 증식한다. 비타민 D는 암세포가 다시 분화 과정을 거쳐 세포가 속한 기관에 알맞게 정상 기능을 하는 세포로 성장할 수 있도록 돕는다.

세포 증식(cellular proliferation) : 체내의 세포가 성장하고 분열하여 수가 늘어가는 것이 증식이다. 세포의 증식을 조절하는 유전자는 비타민 D의 영향을 받는다. 만약 비타민 D 농도가 낮으면 세포 증식을 조절하는 유전자의 기능이 저하된다.

세포 성장 조절(regulating cell growth) : 암세포는 지속해서 성장하기 위해서 영양분을 공급해줄 새로운 혈관을 만든다. 비타민 D는 혈관이 새로 생성되는 혈관 신생 과정(angiogenesis)을 조절하는 유전자에 영향을 주어 암세포가 더이상 새로운 혈관을 만들지 못하게 억제하여 암세포의 성장을 저지한다.

전이의 감소(reduction of metastasis) : 암세포의 전이는 세포 일부가 혈액을 통해 신체의 다른 부위로 이동하여 정상 조직 사이에 파고들어 암세포 종괴를 형성하는 것을 뜻한다. 동물실험에 의하면 비타민 D는 암세포가 신체 다른 부위로 퍼져나가는 전이를 억제할 수 있다.

비타민 D가 세포를 보호하는 위와 같은 기전을 이해한다면 비타민 D 결핍이 암 발생의 위험 요인이 되는 까닭을 이해할 수 있을 것이다.

여러 연구에 따르면 비타민 D 결핍은 대장암, 유방암, 전립선암, 방광암, 식도암, 위암, 난소암, 직장암, 신장암, 자궁암, 자궁경부암, 담낭암, 후두암, 구강암, 췌장암, 비호지킨림프종(non-Hodgkin's lymphoma) 등 거의 모든 암과 연관이 있을 것으로 추정된다.

② 심혈관 질환과 비타민 D

심혈관 질환은 고혈압, 관상동맥 질환, 심부전, 뇌졸중을 포함한다. 그중 고혈압의 발생률이 가장 높다. 전통 교과서에는 심혈관 질환에 영향을 미치는 위험인자로 흡연, 잘못된 식습관, 운동 부족, 비만, 당뇨, 고지혈증만을 꼽고 있고 비타민 D의 결핍은 언급이 없다. 그러나 심혈관 질환은 햇빛이 부족한 고위도 지방에서 현저하게 높아지는 것으로 알려졌다. 심장병으로 사망하는 사람이 여름보다 겨울에 많다는 사실도 연관이 있을 것이다. 비타민 D 혈중 농도가 15ng/mL 이하로 결핍 상태였던 경우 최소 30ng/mL 이상의 혈중 농도를 보인 사람에 비해 심장마비 발생 가능성이 242%나 높았다. 이는 두 배가 넘는 수치이다.

혈관 벽을 이루는 세포에 비타민 D 수용체가 있는 것이 밝혀졌다. 비타민 D는 혈관 벽을 이완시켜 혈압을 낮춘다. 미국에서 발행하는 저명한 심혈관 관련 학술지 《Circulation》에 발표된 〈프래밍햄 심장 연구〉에서는 5년 사이에 심혈관 질환을 진단받지 않은 1,700명의 성인을 추적 관찰하였다. 지원자 중 120명이 심혈관계 질환을 경험했는데, 이들이 경험한 심혈관계 질환에는 심장 기원의 가슴 통증(협심증), 심장마비, 심부전, 뇌졸중, 혈액 공급 장애로 인한 하지 통증이 포함된다. 비타민 D 혈중 농도가 낮고 혈압이 높은 환자들은 혈압은 높지만 비타민 D 농도는 높은 환자들에 비해 심각한 심혈관계 증상을 경험할 가능성이 두 배가량 많았다.

비타민 D의 항염증 효과를 평가한 연구에서 비타민 D가 울혈성 심부전 환자에게 도움이 된다는 결과가 발표됐다. 같은 연구에서 비타민 D가 부족해지면 부갑상선 호르몬이 과잉 분비되며 이로 인해 심장 기능에 이상이 생길 수 있다는 것이 밝혀졌다.

③ 중추신경 퇴행성 질환과 비타민 D

알츠하이머에 걸린 노인과 그렇지 않은 노인의 기억력과 노화 정도를 육체적 활동과 인지 기능 평가를 통해 비교 분석한 연구가 있다. 비타민 D 혈중 농도도 측정하였는데 연구 대상의 절반 이상이 비타민 D 혈중 농도가 20ng/mL 이하였고 전체 평균은 18ng/mL였다. 비타민 D 결핍 상태인 노인들은 인지 기능 평가에서 성적이 훨씬 나빴으며, 정서장애 정도도 더 심했다.

3) 잠복기가 짧은 결핍성 질환과 비타민 D의 관계
① 뼈 건강과 비타민 D

미국 국립 골다공증재단(The National Osteoporosis Foundation)에서는 2000년도에 전국적으로 실시한 인구 총조사 자료를 이용해서 골다공증과 골밀도 감소증의 발병률을 조사했다. 그 결과 50세 이상 미국 남녀의 55%(4,400만 명)가 골다공증이나 골밀도 감소증 상태인 것으로 나타났다. 이런 추세라면 2020년에는 6,100만 명이 될 것으로 추정되었다.

골다공증 환자의 80%는 여성이다. 60~70세 여성 33%가 골다공증을 앓고 있으며 80세 이후 여성은 66%가 골다공증에 걸린다. 골다공증은 뼈에서 미네랄 성분이 빠져나가 뼈가 약해지고 골절되기 쉬운 상태가 되는 질병이다. 나이가 들면서 뼈의 밀도는 점점 성글어지고 특히 폐경 이후 여성은 뼈의 밀도가 남성과 비교하여 급격히 줄어든다.

비타민 D의 역할은 뼈에서 칼슘 대사 과정을 조절하는 것이다. 비타민 D가 부족해지면 칼슘을 아무리 많이 먹어도 흡수되지 않는다. 비타민 D 결핍 상태에서는 비타민 D가 충분한 상태일 때와 비교해서 칼슘 흡수가 30~50%밖에 되지 않는다. 요양 시설에서 생활하면서 햇빛에 노출될 일이 거의 없는 노인일수록 비타민 D 결핍 가능성이 매우 크므로 골다공증과 골절의 위험도 함께 증가한다. 골다공증은 통증 없이 진행되어 골절에 의한 통증이 첫 증상인 경우도 있다.

고관절 골절이 회복되지 않는 경우 특별한 주의가 필요하다. 국제 골다공증 재단(International Osteoporosis Foundation)이 분석한 통계 자료에 의하면 고관절 골절 환자의 20~24%가 골절 발생 후 1년 사이에 사망하였으며, 그 이후 적어도 5년간은 사망 위험도가 계속 높아졌다. 고관절 골절에서 회복된 사람들도 독립적인 생활이 불가하거나 신체 기능 일부에 장애가 발생했다. 약 33%의 환자들이 골절 이후 의료시설에 입원하여 간병인의 도움을 받아야만 했다. 고관절 골절이 회복된 뒤에도 40%가 보조기구 없이 걸을 수 없었으며, 60%는 1년 후에도 보조 장치가 지속해서 필요했다.

척추골절은 50세 이상의 골다공증 환자에게 또 다른 위험 요소가 된다. 척추골절은 척추 전체의 변형을 유발하며 키가 줄어들고, 허리나 등의 통증을 유발하여 일상생활에 막대한 영향을 끼친다.

노인에게 골절은 생명을 위협하는 위험 요인이다. 따라서 노인들은 칼슘 섭취에 특별히 주의를 기울여야 한다. 충분한 양의 비타민 D가 체내에 있어야 칼슘이 흡수되고 뼈에도 침착이 되어 뼈를 튼튼하게 하는데 이 사실은 과소평가되는 경향이 있다. 다시 한번 강조하지만 비타민 D가 없으면 뼈가 튼튼해질 수 없으며 건강을 유지하기도 어렵다.

② 만성 통증과 비타민 D

미국 국립 만성통증재단(The National Pain Foundation)의 발표에 따르면 미국인의 25%가 만성 통증에 시달리고 있으며, 만성 통증으로 병원을 찾는 환자가 전체 환자의 80%를 차지한다. 의료인을 대상으로 만들어진 한 보고서에 따르면 어떤 환자라도 이유를 알 수 없이 근육이나 관절 또는 뼈에 만성적인 통증을 호소하거나 신경통, 섬유근육통, 만성피로증후군 등이 의심된다면 반드시 비타민 D 결핍 여부를 평가해야 한다.

근골격계 통증에 관한 22편의 논문을 검토한 연구자들은 추가적인 연구가 필요함을 전제로, 기존에 보고된 논문에 나오는 3,600명의 환자를 분석한 결과 환자의 48~100%가 비타민 D 부족 상태였다고 보고했다. 만성 통증을 경험한 환자들을 대상으로 분석한 결과 70%가 혈중 비타민 농도 20ng/mL 이하로 확인되었다. 이 환자들에게 비타민 D를 보충하였을 때 통증이 현저하게 완화되었으며 근력이 강화되고 육체 활동 능력도 향상되었다. 연구자들은 자외선에 노출되는 시간이 감소하는 겨울철에 근골격계 통증이 심해진다는 점에 착안하여 근골격계 통증과 비타민 D의 연관성을 의심했는데, 비타민 D 결핍 증상을 보이는 10~65세의 환자들이 공통으로 통증을 호소하는 것이 연구 결과 확인되었다.

6개월 이상 요통을 호소한 15~52세의 환자 360명을 대상으로 한 논문이 2003년에 발표되었다. 그들이 호소한 만성 통증에는 별다른 원인이 없었다. 요통 환자의 83%에서 비타민 D 혈중 농도가 비정상적으로 낮았으며, 비타민 D를 보충한 뒤 환자들의 95%까지 증상이 호전되었다. 연구자들은 비타민 D 결핍이 요통과 관련 있을 것이라 강조하며 이러한 증상을 호소하는 환자들의 비타민 D 혈중 농도를 반드시 확인해야 한다고 권고했다. 체중이 50kg 이상인 여성이 요통을 호소할 경우 비타민 D 복용량은 50kg 이하인 여성에게 투여하는 양의 두 배가 되어야 통증을 완화할 수 있다는 연구 결과도 있다.

수많은 연구에서 비타민 D 결핍이 만성 통증과 연관되어 있음이 밝혀졌다. 그중 한 연구에서는 만성 통증을 호소한 환자의 88%가 혈중 비타민 D 농도가 10ng/mL 이하였던 것으로 확인되었다. 미국 두통학회(American Headache Society)에서는 만성 편두통을 호소하는 환자의 40%가 비타민 D 혈중 농도 30ng/mL 이하인 비타민 D 결핍 상태였다는 연구 결과가 발표되었다.

③ 자가면역 질환과 비타민 D

신체 기능이 모두 원활하다면 면역계는 바이러스, 박테리아 등의 미생물로부터 우리 몸을 지켜 각종 감염성 질환에 걸리지 않게 한다. 그러나 일부 사람들에게는 면역계에 이상이 발생하여 보호해야 할 자신의 조직과 세포를 스스로 공격하는 일이 발생한다. 이것이 자가면역 질환이다. 누구에게든 자가면역 기능이 일부 존재하며 이는 자신의 몸에 해롭지 않다. 그러나 자가면역 질환이 심해지면 질병을 유발한다.

미국 자가면역 질환 협회에서 발표한 자료에 의하면 만성 질환의 80~100%가 자가면역 질환이라고 한다. 자가면역 질환은 근육조직, 신경조직 등 신체 각부 여러 기관에 발생할 수 있다. 그중에는 내분비기관(1형 당뇨병)이나 신경계(다발성 경화증)도 포함되며 류마토이드 관절염처럼 관절에도 자가면역 질환이 발생할 수 있다. 미국의 통계로는 2,350만 명이 자가면역 질환을 앓고 있으며 그중 75%가 여성이다.

　1형 당뇨병은 인슐린 의존성 당뇨병으로도 알려진 질환으로 면역계가 자신의 췌장 세포를 공격하여 인슐린을 생산하는 세포를 파괴하는 질병이다. 이런 유형의 당뇨병은 어느 연령대나 발병 가능한데, 대체로 아동기나 청소년기에 발병한다. 전문가들조차 아직 1형 당뇨병을 유발하는 원인을 찾지 못했다. 당연히 완치 방법 또한 알려지지 않았고 발병률도 증가 추세다. 진단이 내려지는 시점도 이미 인슐린을 만드는 세포의 80%가 파괴된 상태이다. 비타민 D 전문가인 존 칸넬 박사는 햇빛에 피부 노출을 삼가라는 경고가 대중에게 널리 알려진 이래로 인슐린 의존성 당뇨병이 거의 유행병 수준으로 번지고 있다고 지적했다. 게다가 햇빛 노출이 감소하는 가을이나 겨울철에 당뇨를 진단받는 경우가 점차 증가하고 있다. 역학 연구 결과 1형 당뇨병의 발생률이 고위도 지방에서 더 높게 나타난 것도 같은 이유일 것이다.

　한 나라 안에서 비타민 D 섭취량의 변화도 많은 것을 시사한다. 1964년까지 핀란드 정부는 소아의 권장 비타민 D 섭취량을 하루 5,000IU로 정해놓았으나 그해 비타민 D 독성이 확인되지 않았음에도 안전상의 이유로 2,000IU로 줄였다. 1975년에는 하루 1,000IU로 줄였고, 1992년에는 400IU로 줄였다. 핀란드는 유명한 복지 국가답게 비타민 D 혈중 농도 등 신생아가 태어난 이후 첫해의 모든 의료정보를 기록하는 나라이다. 일일 2,000IU 비타민 D를 섭취한 아이들과 400IU를 섭취한 아이들을 비교한 연구가 1997년에 나왔는데, 비타민 D를 더 적게 섭취한 아이들의 당뇨병 발생률이 무려 5배나 높은 것으로 나타났다.

관찰 연구 결과 임신 중 산모의 비타민 D 섭취가 적을수록 태아의 인슐린 의존성 당뇨병 위험이 증가하는 것으로 나왔다. 세드릭 갈랜드 박사의 말에 따르면 비타민 D는 췌장에서 특정 백혈구와 상호작용을 통해 일종의 중재자 역할을 한다. 아이의 몸에 비타민 D가 충분하면 이런 중재자가 췌장에서 인슐린을 만들어내는 세포를 공격하려는 면역계를 억제한다. 고위도 지방에 거주하는 경우처럼 비타민 D가 부족하면 췌장에서 인슐린을 만드는 세포를 억제하지 못한다.

다발성 경화증(multiple sclerosis)은 퇴행성 자가면역 질환으로 중추 신경계, 특히 뇌와 척수를 보호하는 마이엘린수초를 손상시키는 질병이다. 미국 다발성경화증협회(Multiple Sclerosis Asociation of America)에 따르면 미국 내 다발성 경화증으로 고통받는 환자가 40만 명으로 추산된다. 발생 빈도는 위도와 상관이 있어서 북미, 유럽, 호주 남부 지역의 발생률이 적도에 가까운 아시아 지역에 비해 높다. 평균적으로 다발성 경화증은 여성이 남성에 비해 3배 정도 많이 걸린다. 위도 35도 이하의 지역에서 태어나 10살이 될 때까지 다발성 경화증에 걸릴 가능성은 50%나 감소한다. 몇몇 연구 결과 청소년기에 비타민 D가 부족하면 성인이 된 후에 다발성 경화증에 걸릴 가능성이 증가하는 것으로 밝혀졌다. 자외선 B가 강한 호주의 테즈메니아에 거주하는 아이들의 체내에는 비타민 D가 비교적 풍부하며 결과적으로 매일 햇빛을 한 시간 미만으로 쪼이는 아이들과 비교하여 다발성 경화증의 발병위험이 70% 감소하는 것으로 나타났다.

한편, 하버드 대학교 연구진들은 20세에 혈중 비타민 D 농도가 최소 40ng/mL일 때 다발성 경화증의 위험이 매우 감소한다는 연구 결과를 발표했다. 임산부와 유아 모두에게 혈중 비타민 D 농도가 충분하면 아이가 훗날 어른이 되고서 다발성 경화증이 발병할 위험성이 현저히 낮아진다는 연구 결과도 있다.

비타민 D는 다발성 경화증의 증상 치료에도 효과가 있다고 한다. 여름철보다 겨울철에 증상이 심해지는 것 역시 자외선 노출과 비타민 D 합성과의 관계 때문일 것이다.

④ 2형 당뇨병과 비타민 D

2형 당뇨병은 대체로 생활 습관, 비만과 연관되어 있으며 주로 성인에게 발병하는데, 최근에는 소아 비만이 늘어나면서 소아에게 2형 당뇨병이 발견되는 경우가 증가하고 있다. 2007년 발표된 논문에 따르면 2형 당뇨병과 비타민 D, 칼슘 농도 사이에 연관성이 있을 가능성이 있다. 관찰 연구 결과 비타민 D와 칼슘이 인슐린 저항성과 염증성 질환을 호전시킬 수 있는 것으로 추정되지만 명확한 기전은 아직 확인되지 않았다.

호주의 연구자들은 햇빛을 차단하면 2형 당뇨병의 위험이 증가할 수 있다는 연구 결과를 발표했다. 혈중 비타민 D 농도가 혈당 수치와 관련되어 있을 가능성이 있는 것이다.

⑤ 정신 건강과 비타민 D

다른 조직들과 마찬가지로 뇌 조직 세포에도 비타민 D 수용체가 있다. 비타민 D 혈중 농도가 낮으면 우울증이나 조현병 발생 위험이 증가한다. 동물 연구에서 임신한 모체가 심각한 비타민 D 결핍 상태일 때 거기서 태어난 동물의 뇌에 기형이 유발될 가능성이 있음이 밝혀졌다. 주로 학습과 기억에 장애가 있었다. 또 다른 동물 연구에서는 자폐 아동의 뇌에서 보이는 이상과 유사한 기형이 발견되기도 했다.

존 칸넬 박사는 자폐증이 비타민 D 결핍 아동에게 많이 나타난다는 사실을 지적하면서 확실한 결론을 얻기까지는 더 많은 연구가 필요하다고 했다. 비타민 D 결핍과 조현병의 연관성을 찾기 위한 연구도 호주에서 진행 중이다.

⑥ 계절성 정서장애와 비타민 D

계절성 정서장애는 주로 겨울철에 발생하는 우울증의 한 형태로 일조량과 관계가 있는 것으로 알려졌다. 자료에 따르면 계절성 정서장애를 겪는 환자 4명 중 3명이 여성이다. 계절성 정서장애는 적도에 가까울수록 발병률이 낮아서 위도 30도 이하의 지역에서는 드물다.

⑦ 피부와 비타민 D

건선(psoriasis)은 피부가 두꺼워지고 붉은 반점과 가려움증을 동반하며 피부가 비늘 벗겨지듯 떨어져나가는 피부 질환이다. 과거에는 건선 치료를 위하여 일광욕을 권했다.

《건강 솔루션 비타민 D》의 저자 마이클 홀릭 박사는 건선 치료를 위해 활성 비타민 D를 함유한 약용연고를 개발했다. 이 약은 의사의 처방을 받아야만 사용할 수 있다.

⑧ 독감과 비타민 D

이 글을 쓰는 2020년 12월은 코로나로 분주한데 예전 같으면 독감 예방으로 분주할 시기이다. 낮은 온도와 제한된 실내 활동으로 인해 신선한 공기를 마시지 못하는 것이 독감의 원인으로 꼽힌다. 요즘 연구자들은 비타민 D가 면역 체계를 강화한다는 이론으로 독감 원인에 대한 해석을 시도한다. 1992년 에드거 호프 심슨 박사가 처음 이런 이론을 제시했다. 과거 대규모로 유행한 독감을 연구한 끝에 박사는 '계절에 따른 자극'이 원인이라는 가설을 주장했다. 겨울철 일조량이 부족해지면서 사람들이 햇빛에 노출될 가능성이 줄어들어 독감에 걸릴 가능성이 커진다는 것이다. 물론 바이러스는 실제 접촉을 통해서 전파된다는 사실은 박사도 당연히 알고 있었지만, 계절에 따른 자극이 훨씬 더 중요한 원인이 될 것이라고 믿었다. '계절에 따른 자극'이 원인이라는 가설은 접촉할 수 없는 전혀 다른 지역에서 유행성 독감이 동시다발적으로 생기는 현상을 설명할 수 있다.

비타민 D와 인체 면역기능 간 연관성을 추적한 연구자들은 비타민 D가 박테리아를 죽이는 백혈구인 대식세포를 활성화해서 면역기능에 좋은 영향을 준다는 연구 결과를 발표했다. 그들에 따르면 비타민 D가 호흡기관 벽을 비롯하여 신체 곳곳에 존재하는 천연 항생 물질을 강화한다. 비타민 D가 아이들의 호흡기 감염 질환 빈도를 낮춘다는 연구 결과도 이와 맥락을 같이한다.

비타민 D가 좋다는 것은 알았으나 내가 정식으로 비타민 D를 먹기 시작한 것은 임상통합의학 암학회에서 비타민 D 강의를 듣고 나서부터이다. 지역에 따라 암 발생률이 다르다는 강사의 설명을 듣고 나서 비타민 D를 구매하여 먹었고, 한의원 손님들에게도 권했다. 그러나 생각해보니 옛날 우리 선조들은 비타민 D를 따로 챙겨 먹지 않았다. 명승권 교수의 유튜브 강의에서도 비타민제와 홍삼 제품을 따로 챙겨 먹을 필요가 없다고 나온다. 현대 의학을 전공하는 의사가 비타민 D 검사와 보충이 필요하지 않다고 하면서 그 근거를 제시하는데 들어보니 모두 맞는 이야기였다.

일본의 도쿄광선요법연구소 소장인 의학박사 우쓰노미야 미쓰아키도 '햇볕에 그을리면 멜라닌 형성 세포의 DNA가 손상되면서 검버섯이 피고, 더 심해지면 피부암으로 발전한다'는 주장을 부정한다. 그는 '하루 10분 일광욕 습관'을 최고의 항노화 요법으로 자신 있게 권하며 자외선은 걱정하지 말라고 주장한다. 그는 오키나와와 나고야가 일본 최고의 장수촌인 것을 근거로 들었다. 오키나와는 아열대 기후로 연평균 기온이 20도가 넘는 지역이며, 나고야는 일본의 지붕이라 할 정도로 고도가 높아 자외선이 강한 지역이다.

《햇빛의 선물》이라는 책에서는 많은 분량을 할애해 자외선과 자외선 차단제의 문제점을 언급하며, 고대인들의 태양 응시 기법을 근거로 제시한다. 태양 응시 기법은 아침 또는 저녁 무렵에 태양이 떠오르거나 지기 전 한 시간 이내에 태양을 응시하는 것이다. 첫째 날은 긴장을 풀고 최대 10초 이내로 태양을 바라본다. 둘째 날에는 20초까지 바라보고 날마다 10초씩 시간을 늘려 간다. 이렇게 열흘이 되면 태양을 100초간 바라보게 된다. 눈을 깜박이는 것은 문제가 되지 않는다. 태양의 장점을 충분히 누리려면 하루에 10초씩 늘리는 것을 3개월간 계속해야 한다. 그러면 3개월 후 하루에 15분 동안 태양을 응시하게 된다. 이 정도가 되면 태양광을 통해 전달되는 태양 에너지가 뇌로 연결되는 통로인 시상하부를 충전한다. 뇌가 이 통로를 통해 점점 더 많은 에너지를 얻으면 정신적 긴장과 걱정이 사라지는 효과를 볼 수 있다고 한다. 슬픔과 우울감은 햇볕을 쬐는 시간이 부족할수록 그 정도가 심해지는 것으로 알려져 있다. 나는 현재 하루 15분 동안 태양을 응시한다. 책에 나온 대로 시력이 좋아진 것은 아직 확인하지 못했다. 하지만 머릿속에 항상 햇빛이 비치는 것을 느낀다.

4) 세로토닌

세로토닌은 뇌에서 분비되는 신경전달물질 중 하나이다. 세로토닌 연구의 최고 권위자 중 한 사람인 아리타 히데호는 저서 《세로토닌 뇌 활성법》에서 "세로토닌 신경은 '햇빛'과 '의식적인 리듬 운동'으로 활성화된다."라고 주장하였다. 이렇게 활성화된 세로토닌은 어떤 활동을 할까?

아리타 히데호의 또 다른 저서 《아침 5분 행복습관》에서는 세로토닌의 활동을 5가지로 정리하였다.

첫째; 대뇌 피질을 각성시켜 의식의 레벨을 조절한다.

우리는 자는 사이 의식이 없어지는데, 아침에 일어나면 의식이 깨어난다. 의식에는 갖가지 레벨과 상태가 있다. 의식이 또렷하고 유쾌한 상태가 있는가 하면, 흐리멍덩한 상황도 있다. 또화가 나서 흥분하는 상태도 있다. 세로토닌이 활성화되면 우리가 깨어 있을 때 '또렷하고 유쾌한' 의식 상태가 된다.

둘째; 자율신경을 조절한다.

세로토닌은 자율신경을 조절한다. 심장 기능, 혈압, 대사, 호흡 등을 관리하는 자율신경은 교감신경과 부교감신경이라는 두 개의 신경으로 이루어져 있다. 교감신경은 일어났을 때의 신경, 부교감신경은 자고 있을 때의 신경이다. 아침에 일어나면 자율신경의 균형이 바뀌어 부교감신경이 교감신경으로 전환된다. 이때 한쪽의 신경이 제로가 된다는 것이 아니다. 교감신경과 부교감신경은 시소처럼 균형을 유지해가며 강해지고 약해지기를 반복한다. 세로토닌은 교감신경과 부교감신경의 전환이 잘 이루어지도록 작용한다. 아침에 일어날 때는 교감신경이 우위에서 적절하게 긴장된 상태로 있어야 눈을 뜬 후의 활동이 부드럽고 유연하게 된다. 이 활동이 잘 진행되지 않으면 잠에서 깨어나기 힘들게 되고, 자율신경실조증 등의 증상이 생기게 된다.

셋째; 근육을 움직이게 한다.

근육에 대한 세로토닌의 역할은 직접 몸을 움직이게 하는 것이 아니다. 근육을 긴장시킴으로써 영향을 주는 것이다. 세로토닌이 활동하도록 하는 것은 항중력근이다. 항중력근이란 중력에 대하여 자세를 유지하기 위해 활동하는 근육이다. 눈꺼풀이 열리고, 목이 똑바로 서고, 등뼈가 곧게 서고, 몸을 일으키거나 걸을 수 있는 것은 모두 이 항중력근 덕분이다. 곧은 자세나 생기 넘치는 표정은 세로토닌이 활성화된 상태라고 할 수 있다. 반대로 세로토닌이 부족하면 등이 굽고, 표정에 패기가 없는 상태가 된다.

넷째; 통증 감각을 억제한다.

항중력근의 흥분을 촉진하는 세로토닌이 감각에 대해서는 흥분을 억제하는 경향이 있다. 감각 중에서도 특히 통증 감각을 억제한다. 이것은 실험으로도 증명이 되었다. 리듬 운동 중 하나인 씹기도 세로토닌을 활성화하는데, 20분간 계속 껌을 씹고 난 뒤에 통증을 가하는 방식으로 실험을 했더니 놀랍게도 혈액 속의 세로토닌 증가와 반비례로 통증의 자극에 대한 반사가 줄어들었다. 이 실험 결과는 통증이 없어진 것이 아니라 세로토닌의 활성화로 통증의 감각을 조절할 수 있다는 것을 의미한다. 반대로 세로토닌이 부족하면 작은 자극에도 통증을 느끼게 된다.

다섯째; 마음의 균형을 유지한다.

우리의 마음은 외부나 내부의 영향을 받아 끊임없이 변한다. 기쁜 일이 있으면 기분도 고양되고, 괴롭거나 슬픈 일이 있으면 기분이 가라앉는다. 이것은 자연스러운 현상이지 결코 나쁜 일이 아니다. 그러나 그 진폭이 너무 커서 제어할 수 없을 정도로 진정되지 않는 상태가 되어버리면 문제가 발생한다. 스스로 자기 기분을 조절할 수 없으면 일상생활에도 지장이 생긴다. 세로토닌은 그런 상태가 되지 않도록 균형을 유지해주는 작용을 한다.

5) 세로토닌과 만나는 방법
① 햇빛

햇빛 중에서도 '아침 햇빛'을 받을 때 세로토닌이 가장 잘 분비된다. 옛날에는 해 뜨면 일하고, 해가 지면 잠을 잤다. 그러나 요즘은 인공조명을 이용하여 밤늦게까지 일하고, 학생들은 밤을 새워 공부하기도 한다.

② 리듬 운동

아리타 히데호는 리듬 운동의 기본으로 걷기, 호흡, 씹기를 꼽는다. 그 외에 조깅, 자전거 타기, 수영, 하이킹, 등산, 북 치기, 드럼 치기, 노래하기, 웃음, 울음, 마사지, 통근(통학), 가사 활동 등 일상생활을 모두 리듬 운동으로 만들 수 있다. 리듬 운동을 할 때 세로토닌이 분비된다.

③ 걷기

걷기 전도사인 성기홍 박사는 저서 《몰입 걷기》에서 "세로토닌과 가장 쉽게 만나는 방법은 몰입 걷기다. 복식호흡은 산소를 충분히 들이마시게 해 세로토닌 신경을 단련시킨다. 그 호흡의 흐름을 따라 걸으며 몰입에 이르는 과정은 발과 온몸의 신경이 골고루 자극돼 세로토닌 분비를 활성화한다. 그래서 몰입 걷기는 세로토닌 분비를 원활하게 해주는 최상의 시간이 된다. 아울러 몰입 걷기가 뇌에 혈류를 잘 흐르게 해 뇌 기능이 향상되기 때문에 바쁜 현대인에게 가장 실용적인 항우울제가 될 수 있다."라고 주장하였다.

④ 호흡

호흡이 리듬 운동 중 하나라면 항상 호흡하는 인간의 세로토닌이 부족할 일은 없지 않을까? 그러나 세로토닌이 분비되는 호흡은 살아가기 위한 무의식적인 호흡이 아니라 복근을 사용해서 하는 의식적인 호흡이다. 이 호흡은 자연스러운 호흡이 아니기 때문에 잠을 자는 동안에는 할 수 없다. 깨어나 있을 때 의식적으로 복근을 움직여야만 한다. 세로토닌을 단련하는 호흡법은 복근의 수축을 의식적으로 해서 폐에서 공기를 내보내는 일을 적극적으로 하는 복근 호흡법이다.

아리타 히데호에 따르면, 복근 호흡은 먼저 내뿜는 것부터 시작한다. 못 참겠다는 생각이 들고 나서도 조금 더 내뿜어야 한다. 그리고 반동을 이용하여 공기를 들이마신다. 숨을 내쉴 때는 들이마실 때의 1.5~2배 정도의 시간을 들이도록 한다. 이렇게 깊고 천천히, 숨을 들이마시는 것보다 내뿜는 데 중점을 두는 호흡법이므로 복근 호흡은 평상시에 하는 호흡보다 호흡 횟수가 적다. 리드미컬하게 복근의 수축과 이완을 반복하는 이 호흡법은 호흡이라기보다 운동으로 받아들이는 편이 맞을 것이다. 수영이나 잠수 같은 운동을 할 때도 숨을 들이마시는 시간보다 내뿜는 시간이 길어 세로토닌을 활성화하는 호흡을 하게 된다. 이런 이유로 해녀는 복근 호흡법의 달인이라고 할 수 있다.

복근 호흡을 할 때 4가지 법칙이 있다.

첫째, 호흡하고 있다는 것에 의식을 집중한다.

잡념 없이 오로지 호흡에 집중해야 한다. 잡념이나 망상이 떠오르는 상태는 세로토닌 활성화에도 차이가 난다. 하지만 잡념 없이 집중하는 것은 생각보다 어려운 일이다. 여기서 스님들이 하는 좌선이 힌트가 될 수 있다. 좌선을 할 때는 다른 생각을 하지 않는 것이 원칙이다. 눈이나 귀로 들어오는 정보를 차단하기 위하여 벽을 향해 앉기도 한다. 그러나 아무리 노력해도 잡념을 없애는 것은 어려운 일이다. 스님들은 그럴 때 화두에 몰두한다. 같은 이치로 호흡을 하며 복근에 모든 의식을 집중해보자. 복근의 움직임만을 생각하다 보면 자연스레 호흡에 집중할 수 있을 것이다.

둘째, 시간은 5분에서 30분 정도가 좋다.

복근 호흡을 계속하고 있으면 5분 정도 만에 세로토닌의 활성화가 시작된다. 그 징후는 뇌파에서 발생하는 알파파이다. 우리가 깨어 있을 때는 베타파가 나오는데, 복근 호흡을 할 때는 베타파 중에서도 알파파가 나온다. 알파파는 10~15분 만에 정점에 이르고, 그 후에는 늘었다가 줄었다가 한다. 따라서 복근 호흡은 최소 5분 이상부터 30분 정도까지 하는 것이 좋다.

셋째, 숨을 내뿜는 데 중점을 둔다.

복식호흡이라는 말을 들어본 적이 있을 것이다. 복식호흡에는 두 가지가 있는데 하나는 내장과 폐 사이에 있는 얇은 근육, 즉 횡격막을 사용하여 호흡하는 것이다. 이것은 살기 위한 호흡이며, 우리가 자는 사이에도 하는 호흡이다. 횡격막을 수축시킴으로써 내장이 압박되어 자연스럽게 폐에 공기가 들어간다. 수축이 끝나면 팽창된 용수철이 다시 원래 상태로 되돌아오듯 숨이 내뿜어진다. 또 하나는 복근을 이용한 의식적 호흡이다. 이 호흡은 복근을 수축시켜 숨을 내뿜는 것에서부터 시작한다. 수축이 끝나면 자연스럽게 공기를 들이마시게 된다. 이렇게 두 가지 호흡은 서로 반대되는 동작을 통해 이루어진다. 배를 움직이는 복식호흡이라도 복근을 사용하여 의식적으로 호흡을 하지 않으면 세로토닌의 활성화로 이어지지 않는다.

넷째, 호흡의 횟수를 무리하게 정하지 말라.

내뿜는 것을 중심으로 천천히 복근 호흡을 계속하다 보면 점점 호흡의 횟수가 줄어든다. 평소에 하는 호흡은 1분에 12회 정도이고 복근 호흡은 1분에 3~4회 정도이다. 흔히 복근 호흡을 할 때 8초 들이마시고 3초 멈추고 10초 내뿜어야 한다고 하는데, 처음부터 그렇게 하려고 하면 스트레스가 쌓여 오히려 세로토닌 분비에 나쁜 영향을 줄 수 있다. 반복해서 연습하다 보면 저절로 내뿜는 양이 늘어나니 애태우지 말고 자연스럽게 하는 게 좋다.

⑤ 씹기

바람직한 식사에는 두 가지 이로운 점이 있다. 식사를 통해 세로토닌의 원료를 얻을 수 있고, '씹기'라는 리듬 운동을 통해 세로토닌 분비를 촉진할 수 있다.

세로토닌의 원료인 트립토판은 체내에서 생산할 수 없으며, 음식물을 통해서 섭취할 수밖에 없다. 트립토판 외에도 비타민 B6와 탄수화물이 필요한데, 이 모두를 포함하고 있는 음식물로는 바나나가 있다.

단백질에 포함되는 필수 아미노산의 하나인 트립토판은 두부, 된장 등 콩 식품에 풍부하고 우유, 치즈 등 유제품에도 많이 들어 있다.

비타민 B6는 꽁치나 정어리, 고등어, 도미, 멸치, 참치 등 어류를 비롯해 맥아, 현미, 콩, 생강, 마늘, 고추에도 포함되어 있다. 육류에도 비타민 B6를 포함하는 것이 있으나 동물성 단백질은 세로토닌의 합성을 방해하기 때문에 너무 많이 섭취하는 것은 피해야 한다. 같은 동물성 단백질이라도 어류는 나쁘지 않으며, 사찰에서는 동물성 단백질 대신 콩 단백질을 섭취한다.

곡류나 구황작물, 과일 등에 많이 들어 있는 탄수화물은 뇌의 에너지가 되는 동시에 트립토판이 뇌 내에 흡수되는 것을 돕는 활동을 한다.

세로토닌을 풍부하게 하려면 잘 씹어 먹어야 한다.

20~30분 이상 시간을 들여 천천히 식사해야 한다. 따라서 씹는 활동을 위해 세로토닌의 재료가 되는 식품 중에서 딱딱한 것을 고르는 것이 좋다. 현미, 우엉, 견과류, 호두, 콩조림, 땅콩, 캐슈너트가 여기에 속한다. 이 중 특히 현미밥을 권한다. 그런데 현미밥을 먹으며 소화 불량을 호소하는 환자를 자주 본다. 건강을 위해 현미밥을 먹으면서 일반 백미를 먹을 때처럼 씹어서는 안 된다. 현미밥을 오래 씹어 '죽'처럼 만들어서 먹어야 한다. 오래 씹지 않고 급하게 먹으면 포만감을 느끼지 못해 과식하는 경향이 있다. 천천히 씹어 먹으면 과식을 억제하여 비만을 방지하고, 세로토닌 분비를 왕성하게 하는 장점이 있다.

《세로토닌의 비밀》이라는 책에서는 야콥스 박사의 말을 인용하여 관심 있는 운동이나 취미가 없다면 껌이라도 씹으라고 한다. 단순히 껌을 씹는 행위만으로도 세로토닌 활동을 높일 수 있기 때문이다. 껌을 씹다 보면 식욕이 억제되고 긴장이 풀리고 기분이 좋아질 수 있다.

이시형 박사는 유튜브 강의 〈세로토닌 분비를 돕는 건강 습관〉을 통해 식사 시간은 30분, 한입에 30회 이상 씹기를 강조하는데, 식탁에 모래시계를 두고 식사하는 방법을 권한다.

6) 멜라토닌

1978년 미국 국립보건연구원의 마이클 코헨 박사는 멜라토닌 부족이 유방암의 원인일 수 있다는 연구 결과를 발표했다. 코헨 박사는 유방암 환자에게 가장 흔하게 발생하는 현상이 송과선체의 석회화라는 사실에 주목했다. 송과선체는 멜라토닌을 분비하는 뇌 속 기관으로, 석회화 상태에서는 제 기능을 할 수 없어 멜라토닌 분비에 지장을 받게 된다.

한편, 조현병이나 조울증 등 정신 질환이 있는 환자에게 클로르프로마진을 처방하는 경우가 많은데, 이 약을 먹은 환자들의 유방암 발생률이 유독 낮다. 클로르프로마진이 정신 질환을 호전시키는 주작용 외에 송과선체에서 멜라토닌 분비를 촉진하는 역할까지 하기 때문이다. 멜라토닌이 부족한 상황에서는 유방암이 많이 생기고, 반대로 멜라토닌이 풍부한 상황에서는 유방암이 적게 생기는 현상으로 볼 때, 멜라토닌이 유방암을 예방하는 항암제로 작용한다는 결론을 내릴 수 있다.

그러나 코헨 박사의 주장은 큰 반향을 일으키지 못했다. 멜라토닌이 부족하면 왜 유방암이 생기는지 당시에는 구체적인 과정을 설명하지 못했기 때문이다. 그것은 30여 년 뒤, 하버드 대학 연구팀이 야간 근무를 하는 간호사를 대상으로 연구를 하면서 밝혀졌다. 간호사 78,562명을 10년 동안 관찰한 결과 한 달에 세 번 야근하는 생활을 30년 동안 한 사람은 그렇지 않은 간호사보다 유방암 위험도가 36% 높아지는 것으로 나타났다. '유방암 위험도 36% 증가'라는 의미 있는 결과를 얻어낸 연구진은 후속 연구를 진행하였다. 대상 간호사를 115,022명으로 늘리고 관찰 기간도 2년 더 늘렸다. 연구 결과 유방암 위험도가 무려 79%까지 상승하는 것을 확인하였다.

하버드 연구팀은 2001년에 발표한 첫 번째 결과와 2006년에 발표한 두 번째 결과를 종합하여, 야근할 때 밝은 빛에 노출되면 멜라토닌 분비가 억제되고, 그것이 유방암 위험도를 높인다는 결론을 내렸다. 이 결론은 2007년 세계 보건 기구(WHO)에서 멜라토닌 분비를 방해하는 야간 빛을 2A급 발암물질로 정하게 되는 데 결정적인 작용을 한다.

SBS 의학전문 기자인 조동찬 기자가 쓴 책《지금 잘 자고 있습니까》에는 다음 내용이 나온다.

"여기서 한 가지 짚고 넘어가야 할 중요한 포인트가 있다. 멜라토닌은 세로토닌에서 만들어진다는 것이다. 세로토닌이 멜라토닌으로 바뀌지 않고 계속 세로토닌으로 남아 있으면 비정상적인 흥분 상태가 올 수 있다. 경조증이라고 하는데 과도한 낙관이나 과소비 같은 억제되지 않는 활동을 하기 쉽다. 환각이나 환상 같은 비정상적인 정신 증상을 겪을 수도 있다. 이런 이유로 세로토닌을 찬양하는 국내외 의학박사가 비판을 받기도 했다."

7) 산소
《면역혁명》의 저자 아보 도오루는 병의 대부분은 스트레스에 의해서 생긴다고 단언하였다. 아보 도오루에 따르면 우리 몸에 있는 60조 개의 세포는 성질이 다른 두 개의 에너지 공장을 가지고 있는데, 하나는 '해당계'이고 다른 하나는 '미토콘드리아계'이다. 그는 이 두 개의 에너지 공장을 설명하면서 스트레스를 저산소와 저체온, 두 가지로 나누어 설명하며 다음과 같이 주장하였다.

"고지 훈련과 같이 산소가 적은 땅에서 우리 몸은 저산소 상태에 적응하기 위해 골수 분열을 촉진한다. 그 결과 산소를 운반하는 적혈구나 헤모글로빈의 수가 증대한다. 일반적인 호흡을 하는 것만으로는 괴로우므로 몸의 산소 운반량을 증가시킴으로써 환경에 적응하려는 것이다."

"미토콘드리아의 에너지 생성에는 다른 요소, 예를 들면 전자파나 방사선 같은 것도 필요하다. 전자파나 방사선이라고 말하면 놀라는 사람이 있겠지만 이들은 몸에 나쁜 것만은 아니다. 우선 전자파를 보면 자연계에는 파장의 길이에 따라 감마선, 엑스선, 자외선, 가시광선, 적외선, 전파 등이 존재한다. 이 중 몸에 필요한 것은 주로 자외선이며 구체적으로는 태양광선이다."

아보 도오루가 주장한 암에 걸리지 않는 8가지 규칙

---

① 불안감이나 스트레스에 관심을 둔다.

② 너무 열심히 하는 생활 방식을 바꾼다.

③ 기분 전환, 휴식의 방법을 발견한다.

④ 몸을 차게 하지 않도록 연구한다.

⑤ 폭음폭식을 피하고 몸에 좋은 식사를 한다.

⑥ 유산소 운동을 한다.

⑦ 웃음이나 감사의 마음을 중요하게 여긴다.

⑧ 보람, 즐길 거리, 목표를 찾는다.

풍욕

암 환자 중에는 풍욕으로 효과를 본 사람이 많다.

1) 피부로 알아보는 병의 시작
《사기열전》의 〈편작창공열전〉에 이런 이야기가 나온다.

명의 편작이 제나라를 들렀을 때 제나라 환후는 편작을 손님으로 맞이했다. 편작은 환후를 배알하고는, "군주에게는 병이 있는데 그것이 피부에 있습니다. 빨리 고치지 않으면 깊어질 것입니다."라고 말했다. 이에 환후가 답하기를 "나에게는 병이 없다."라고 했다. 편작이 물러난 후 환후가 그의 좌우에 시중들고 있는 사람들에게 말했다. "의사라는 것은 돈을 좋아하는 사람이다. 병도 아닌 것을 병이라고 하고, 고쳐서 이것을 공으로 삼아 사례를 받으려고 한다." 그 후 5일이 지나서 편작은 다시 환후를 배알하고는 "군주에게는 병이 있는데 그것이 혈관에 있습니다. 빨리 고치지 않으면 깊어질 것입니다."라고 말했다. 환후가 또 "나에게 병은 없다."라고 답했다. 편작은 물러났다. 환후는 병도 아닌데 병이라고 말한 것에 기분이 좋지 않았다. 다시 5일이 지나서 편작이 환후를 배알하고는 "군주에게는 병이 있는데, 그것이 위장의 사이에 있습니다. 빨리 고치지 않으면 깊어질 것입니다."라고 말했다. 환후는 답하지 않았다. 편작은 물러났다. 환후는 기분이 좋지 않았다. 그 후 5일이 지나서 편작이 다시 궁전에 들러서 환후를 멀리서 바라보고 도망쳐 돌아갔다. 환후는 사람을 시켜 그 이유를 묻게 했다. 편작은 "병이 피부에 있는 동안은 탕약으로 고칠 수 있습니다. 그것이 진행하여 혈액, 곧 혈관으로 들어갔을 때는 침이나 석침으로 고칠 수 있습니다. 그보다 더 진행하여 위장에 있을 때는 약주를 이용하여 고칠 수 있습니다. 그러나 더 진행하여 골수로 들어가버리면 사명(사람의 생사를 관장하는 별)이라 할지라도, 어찌 할 수가 없습니다. 지금 환후를 보니 이미 병이 골수에까지 이르렀습니다. 그래서 저는 이제 치료를 권하지 않는 것입니다."라고 대답했다. 그 후 5일이 지나 환후의 몸에 병이 일어났다. 사자를 시켜 편작을 불렀지만, 이미 도망쳐 어디로 갔는지 알 수 없었다. 환후는 결국 죽었다.

이 이야기로 피부로 병이 일어나는 것을 가장 먼저 알아볼 수 있다는 것과 피부에서 골수까지 병이 전달되는 경로를 알 수 있다.

2) 폐주피모(肺主皮毛)

폐는 피모를 주관하니 폐합피모(肺合皮毛)와 같은 뜻이다. 폐가 호흡을 하듯이 피모에서도 땀구멍(氣門)을 통하여 호흡한다는 한의학 이론 중의 하나이다. 피부에 심한 화상을 입은 환자가 호흡부전으로 고통받는 것도 그 때문이다. 물이 부족한 티베트에서는 수천 년 동안 바람으로 목욕하는 전통이 이어져 왔다. 자연 건강법을 주장하는 학자들도 갓 태어난 아이는 탯줄을 끊자마자 타올 한 장 정도만 깐 딱딱한 침대 위에 최소한 90분 이상 그대로 방치하는 것이 좋다고 주장한다. 태아는 엄마 뱃속에서는 코로 호흡하지 않다가 태어나 첫울음을 우는 순간부터 폐호흡을 한다. 뱃속의 태아 순환 체계에서 폐호흡으로 완전히 교체하는 데에는 최소한 90분이 필요한데 이 시간 동안 벗겨두면 온몸에 산소가 충분히 유입돼 건강해진다는 것이다.

3) 풍욕하는 방법

풍욕은 벗은 몸에 담요나 이불을 덮었다 벗었다 하는 피부 호흡법이다. 마치 숨을 쉬듯 이불을 덮으면 이산화탄소가 생기고, 벗으면 산소가 생기는 것이니 창문을 열어 공기의 유통을 좋게 할 필요가 있다. 나는 새벽에 일어나면 불을 끈 상태에서 창문을 열고 간단한 체조(12경락 체조)를 먼저 하고 옷을 벗은 상태에서 풍욕을 한다. 해 뜨기 전(자외선 흡수)과 해가 진 뒤(적외선 흡수)에 하는 것이 원칙이나 시간 관계상 해뜨기 전에만 한다.

아픈 사람은 1일 3회가 원칙이나 난치병일 경우에는 1일 6~11회 정도 하는 것이 좋다. 이렇게 풍욕을 여러 번 할 때는 식사 전후에는 약 30~40분, 목욕 후에는 1시간 경과 후에 한다. 풍욕과 풍욕 사이에는 30분의 간격을 두며, 발진, 발열, 기침, 신경통 증상이 있으면 잠시 쉰다.

풍욕 시간표에 맞춰 신호를 해주는 음성 파일을 인터넷에서 무료로 내려받아 이용할 수 있다.

벗는 시간	20초	30초	40초	50초	60초	70초	80초	90초	100초	110초	120초
덮는 시간	1분	1분	1분	1분	1분 30초	1분 30초	1분 30초	2분	2분	2분	2분

4) 토정 이지함

《토정집》, 《대동기문》, 《어우야담》 등에 토정의 선가 수행법이 기록되어 있다. 토정은 추위를 타지 않는다며 맨발로 눈밭에 있거나 길거리에서 코를 골며 잠을 자는 기행을 했다. 또 질병 치료를 위해 10여 일 단식을 하거나 맨몸에 겉옷을 입었다 벗었다 하는 풍욕을 하였다. 토정의 권고에 따라 주변인들도 풍욕을 해서 각자 몸을 단련시키고 주변에 이를 전파했다고 한다. 이런 이야기를 선가 수행법에 관심이 있는 후배에게 했더니 함안에 있는 풍욕루(風浴樓)를 소개하며 조선 선비들 사이에서 풍욕은 낯선 것이 아니라고 했다.

족욕

온돌방에서 잠을 잘 때 머리는 윗목, 발은 아랫목에 두는 것
이 상식이다. 발을 따뜻하게 하기 위해서이다. 심장에서 가장 먼
곳, 사람이 죽을 때 가장 먼저 식는 곳, 순환이 가장 안 되는 곳이
발이다. 발을 따뜻하게 해서 발에서 순환이 잘 된다면 우리 몸에
서 순환이 안 되는 곳은 없게 된다. 이것이 열로 병을 치료하는
'온열요법'의 원리이다.

온열요법이란 열이라고 하는 물리적 자극을 통해 인체를 위
밍업시켜 혈액순환을 돕는 치료다. 온열요법의 원리는 두한
족열(頭寒足熱)이다. 차가운 것은 아래로 내려가고 뜨거운
것은 위로 올라간다는 물리학의 대원칙을 인체에 그대로 적
용한 것이다.
두한족열의 원리를 활용한 것이 반신욕과 족탕이다. 온열요

법 가운데서도 가장 부작용이 적으면서 보편적으로 효능이 입증됐으며 일반인도 손쉽게 따라 할 수 있는 방법이다. 반신욕은 명치와 배꼽 사이로 물 높이를 유지한 채 욕조에 앉아 있는 것이다. 이때 팔은 물 밖으로 빼내야 한다. 족탕은 의자에 앉아 복숭아뼈 정도의 높이로 발을 물에 담그는 것이다.

중요한 포인트는 수온이다. 온열요법에 사용되는 물의 온도는 체온보다 약간 높은 정도다. '뜨겁다'라기보다 '따뜻하다'란 느낌의 온도다. 반신욕의 경우 38도에서 40도 사이, 족탕의 경우 42도 정도가 권장된다. 뜨거운 물의 경우 급격하게 혈압을 올리는 등 신체에 부담을 줄 수 있기 때문이다. (……) 특히 온열요법은 만성적인 스트레스와 과로에 시달리는 현대인의 성난 자율신경을 달래는 기능을 발휘하므로 소화 불량과 두통·만성피로 등 신경성 증세를 가라앉히는 데 도움이 될 것으로 기대된다.

　　　　　　　　　－《중앙일보》, 2004년 2월 27일, 〈온열요법 족욕〉 중에서

　이 신문기사를 복사해서 환자들에게 주면서 '발을 따뜻하게'를 강조하고, 족욕을 권한다. 가끔 마음의 병으로 방문하는 환자도 있는데 그 환자들에게도 족욕을 권한다. 위 기사 내용에도 있듯이 족욕은 스트레스성 두통에도 탁월한 효과가 있기 때

문이다. 족욕을 할 때 물의 온도는 43도 내외, 시간은 15~20분 정도가 적당하다.

족욕이 귀찮다면 양말을 여러 겹 겹쳐 신는 것도 효과가 있다. 온열요법 전문가 신도 요시하루 박사는 10겹의 양말을 신는다고 한다. 그러나 일반 사람들이 10겹의 양말을 신기는 어려우니 평상시 신는 양말로 4겹 정도만 신기를 권한다. 나는 여름에는 4겹, 겨울에는 5겹을 겹쳐 신는데, 오래 생활화하다 보니 이제는 양말을 신지 않으면 허전한 느낌이 든다.

음(陰)과 양(陽)에 대해서 생각해보자. 한자의 뜻대로 음은 그늘, 양은 햇빛이다. 음은 아래로 내려가는 성질이 있고 반대로 양은 위로 올라가는 성질이 있다. 따라서 음은 여자, 양은 남자를 상징하기도 한다.

몸의 경락 체계에도 크게 음 경락과 양 경락이라는 두 개의 노선이 있다. 음 경락에는 소음, 궐음, 태음, 3개의 경락이 있고 양 경락에는 양명, 소양, 태양, 3개의 경락이 있다. 손, 발을 음양으로 구분하면 손은 양, 발은 음이다. 손에는 3개의 양 경락이 만나는 삼양락(三陽絡)이라는 혈이 있고, 발에는 3개의 음 경락이 만나는 삼음교(三陰交)라는 혈이 있다. 삼양락과 삼음교혈은 지하철역에 비유하면 시청역과 같은 환승역이다.

삼음교혈은 소음, 궐음, 태음이 모두 만나는(交) 자리이기

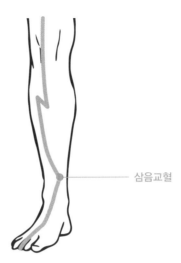

삼음교혈

삼음교혈

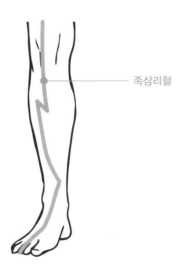

족삼리혈

족삼리혈

때문에 삼음(三陰) 모두에 자극을 줄 수 있다. 음의 성질, 즉 아래로 내리는 성질이 강하니 생리불순이나 불면증에 특히 잘 든는다. 옛날에는 유산의 염려 때문에 임신 중에는 쓸 수 없는 혈이었으나 요즘에는 출산 시 도움을 줄 수 있는 혈로 연구되고 있다.

삼음교혈보다 더 유명한 혈이 있다. 바로 족삼리혈이다. 세계에서 가장 유명한 장수 집안인 일본 만평 가문의 장수비결은 족삼리혈에 뜸을 뜨는 것이라고 한다. 족욕을 할 때도 최소한 삼음교혈까지는 담그는 것이 좋고, 나아가 족삼리혈까지 담그면 그 효과가 더욱 좋다. 족삼리혈까지 담그는 것을 각탕(脚湯)이라 한다.

맨발 걷기

푹푹 찌는 한여름, 갑작기 하늘이 시커메지더니 굵은 빗방울이 떨어진다. 그리고 번쩍! 번개가 쳤다 싶은 순간 우르릉 쾅쾅 천둥소리가 요란하게 울린다. 이런 상황을 많이 보았을 것이다. 벼락의 전압은 작게는 1억 볼트, 크게는 10억 볼트나 되는데 전 세계적으로는 1초마다 약 100회의 벼락이 친다고 추정되며 약 1,000여 명이 그 벼락으로 목숨을 잃는다고 한다.

《모든 병은 몸속 정전기가 원인이다》라는 책의 머리말은 다음 문장으로 시작한다. "사실 번개는 우리가 겨울 맑은 날에 문의 손잡이나 차 문을 잡으려는 순간 빠직 하며 번쩍이는 정전기와 같은 정전기이다."

정전기는 무엇일까? 지구상의 모든 물질은 원자라는 입자를 가지고 있다. 원자는 음전하(-)를 띠는 전자, 양전하(+)를 띠는 양성자, 전하를 띠지 않는 중성자로 구성된다. 양성자와 중성

자는 원자의 핵을 구성하기 때문에 외부 자극이 있어도 이동하지 않지만, 전자는 '마찰' 등의 힘이 가해지면 다른 물질로 이동한다. 이때 전자의 수가 늘어난 물질은 음전하를 띠게 되고, 전자의 수가 줄어든 물체는 양전하를 띠게 되는데, 이러한 현상을 정전기라고 한다.

어렸을 때 책받침으로 머리를 문질렀다가 떼면 머리카락이 딸려 올라가는 것을 본 적이 있을 것이다. 마찰할 때 책받침의 전자가 머리카락으로 옮겨 감으로써 책받침은 양전하를 띠게 되고, 머리카락은 음전하를 띠게 된다. 이것을 서로 떨어트리려고 하자 떨어지지 않으려고 해서 정전기 현상이 나타난 것이다.

이와 같은 마찰이 우리 몸속에서도 많이 일어난다. 우리가 죽기 전까지는 적혈구와 혈관 벽 혹은 적혈구와 적혈구의 '마찰'을 도저히 피할 수 없다. 정전기로 인하여 이들이 붙어버리면 피가 뭉치게 되고 혈관 벽에는 핏덩어리들이 달라붙게 된다. 피뢰침을 통해 번개를 땅으로 흘려보냄으로써 피해를 예방하듯이 몸속 정전기 역시 땅으로 흘려보내야 하는데 최고의 방법은 맨발로 걷는 것이다.

세계에서 가장 위험한 발명품이 '신발'이라는 말도 있다. 《콜레스테롤 수치에 속지 마라》의 저자이기도 한 심장 전문의 스티븐 시나트라는 맨발 걷기를 하면 제타 전위가 나온다고 했다. 제타 전위는 입자 사이의 반발력과 인력의 크기를 단위로 나타낸 것으로, 정전기 분산을 제어할 수 있는 중요한 요소가 된다. 제타 전위는 적혈구 표면의 음 전하량과 관계있는데, 2시간 정도 땅에 닿아 있는 것, 즉 어싱(earthing)만으로도 제타 전위가 270% 향상한다는 실험 결과가 있다. 이는 병원에서 '항응고제'를 처방받아 먹는 것과 같은 정도의 효과라고 한다.

발바닥 중앙에는 용천혈이라는 혈 자리가 있다. 용천(龍泉), 즉 샘이 용솟음친다는 뜻으로 우리 몸의 기운을 올려주는 신비한 혈 자리이다. 나에게서 침을 배운 사람이 갑자기 쓰러진 아버지의 용천혈에 침을 놓아 일어나게 한 일이 있다. 그때 깨어난 아버지가 "침이 너무 아파서 더 누워 있을 수 없었다."라고 말했다고 한다. 이 말에서 알 수 있듯 용천혈에 침을 놓는 것은 비상 상황에 쓰는 방법이다. 평소에는 적당한 자극을 꾸준히 주는 것으로 효과를 볼 수 있다.

발에 있는 유일한 경혈인 용천혈은 땅의 기운을 가장 많이 받는 곳이다. 일흔 살 가까운 할아버지의 용천혈에 은단침 요법을 사용한 적이 있다. 발바닥 부분이라 은단으로는 자극이 되지 않아서 은단 대신 율무를 붙이고 1~2시간 산행을 하도록 했다. 산행을 하고 나서 기운이 올라가는 것이 느껴졌고 할머니 생각이 났다는 할아버지 이야기에 같이 웃었던 기억이 난다.

《스쿼트 발뒤꿈치 쿵》이라는 책의 부제는 '평생 넘어지지 않는 몸을 만드는'이다. 이 책은 80세까지 이라크 난민캠프에 가서 아이들을 진찰하고 싶으며, 85세가 되어서도 재즈를 연주하는 지하 라이브하우스에 두 다리로 걸어서 내려가고 싶다고 말한 70대 의사 가마타 미노루가 쓴 책이다. 그는 단단한 하체를 만들기 위해 나름대로 실천하는 운동 방법을 소개했다. 우선 스쿼트를 열심히 하고, 발가락 끝으로 선 상태에서 발뒤꿈치를 쿵 소리가 날 정도로 떨어트리는 동작을 반복하는 운동이다. 발뒤꿈치를 떨어트리는 동작은 뼈를 재생하는 골아 세포를 자극하여 강한 뼈를 만들며 골밀도를 높여준다고 한다. 이 방법은 '오뚜기 맨발 걷기'와 비슷하다.

오뚜기 맨발 걷기는 등뼈를 좌우로 아주 가볍게 움직인다는 기분으로 팔을 자연스럽게 흔들어주며 맨발 걷기를 하는 것이다. 걸을 때 스쿼트를 할 때처럼 무릎을 굽히는데, 이때 무릎 끝이 발가락 앞으로 나와서는 안 된다. 익숙해지면 마치 아기가 처음 걸음마를 배울 때처럼 발뒤꿈치를 들고 용천혈 부위를 자극할 수 있게 발 앞부분만으로 걷는다.

나는 한의원에 출근할 때 맨발 걷기를 한다. 처음에는 많이 쉬면서 발바닥 전체로 걸었다. 지금은 3번 정도만 발바닥 전체로 걷고 거의 발 앞부분만으로 걷는다. 이 과정이 무척 힘들다. 나중에 한 번도 쉬지 않고 앞부분만으로 걷기에 성공한다면 아기가 처음 걷기에 성공했을 때 식구들이 기뻐서 손뼉 치는 것처럼 혼자서라도 손뼉을 칠 것 같다.

한의학에는 수승화강(水昇火降)이라는 말이 있다. 아래에 있는 물은 올라가고 위에 있는 불은 내려온다는 말이다. 기의 순환이 잘 이루어지는 것을 나타내는 대표적인 표현이다. '오뚜기 맨발 걷기'는 수승화강이 되면서 잠을 잘 잘 수 있게 만들어준다. 그러나 걷는 모습이 마치 원시인 같다는 지적을 받을 수가 있으니, 처음에는 산속 흙길 같은 곳에서 혼자 걸을 때만 시도하기를 권한다. 또, '오뚜기 맨발 걷기'를 하다 보면 오금 뒤를 잘 펴지 못하는 단점이 있다. 12경락 체조를 할 때 방광경을 자극하는 데 좀 더 신경을 쓰는 것이 좋다.

사르코페니아(sarcopenia)라는 말은 그리스어로 근육 부족을 뜻한다. 나이가 들면 근육의 양과 질이 떨어지는 사르코페니아가 나타나며 심해지면 걷거나 활동하는 데 지장이 생긴다. 간단하게 사르코페니아 테스트를 할 수 있다. 종아리의 가장 두꺼운 부분을 양손 엄지와 검지로 감쌌을 때, 감싸지지 않으면 근육이 충분한 것이고, 공간이 남으면 부족한 것이다. 처음에 공간이 남았던 내 종아리가 '오뚜기 맨발 걷기'를 1년 정도 하고 나서 테스트하니 양손으로 감쌀 수 없을 만큼 두꺼워졌다. 독자 여러분도 맨발 걷기를 실천하여 평생 넘어지지 않는 건강한 몸을 만들기 바란다.

DNA 핵산 건강법(마츠나가 마사지 저/김병숙 역/살림/1998)

건강발효식품 나또와 청국장(유주현 저/동문/2007)

건강 솔루션 비타민 D (마이클 홀릭 저/비타민 D 정보센터 역/푸른솔/2014)

건강 수명 연장의 비밀 씹는 힘 (사이토 이치로 저/황미숙 역/삼호미디어/2011)

건강 항암 밥상(황미선 저/넥서스BOOKS/2016)

맥주효모의 경이 (아카자와 요시하루(赤澤好溫) 저/곽재욱 역/삼문/1986)

면역혁명(아보 도오루 저/이정환 역/부광/2003)

모든 병은 몸속 정전기가 원인이다(호리 야스노리 저/김서연 역/전나무숲/2013)

몰입 걷기 (성기홍 저/티핑포인트/2017)

몸살림 운동 (김철 저/몸살림운동본부/2009)

세로토닌 뇌 활성법(아리타 히데호 저/윤혜림 역/전나무숲/2016)

세로토닌의 비밀(캐롤 하트 저/최명희 역/미다스북스/2010)

숨 쉴 줄 아십니까 (민수식 저/해드림출판사/2014)

식객에서 만나는 건강한 식(食) (황인태 저/시루/2019)

스쿼트 발뒤꿈치 쿵 (가마타 미노루 저/이윤미 역/싸이프레스/2020)

식탁 위의 미생물 (캐서린 하머 커리지 저/신유희 역/현대지성/2021)

씹을수록 건강해진다 (니시오카 하지메 저/이동희 역/전나무숲/2007)

아침 5분 행복습관(아리타 히데호 저/국지홍 역/미다스북스/2010)

알콩달콩 우리 콩 이야기(백인열 · 김현태 외 3명 저/기역/2011)

암을 고치는 미국 의사들(수제인 소머스 저/조한경 역/북스타/2015)

유산균 먹는 녹슨 폐차(김형수 저/소망/2008)

유전자 영양학(마쓰나가 마사지 저/이홍재 역/교학사/2004)

이승만 대통령의 건강 (프란체스카 도너 리 저/조혜자 역/촛불/2006)

인체해부학 (김범회 저/한미의학/2017)

자연치유 불변의 법칙 (하비 다이아몬드 저/이문희 역/사이몬북스/2020)

지금 잘 자고 있습니까(조동찬 저/팜파스/2018)

천연 발효식품 (산도르 엘릭스 카츠 저/김소정 역/전나무숲/2018년)

청국장 다이어트&건강법(김한복 저/휴먼앤북스/2003)

코 호흡을 해야 몸이 젊어진다 (니시하라 가츠나리 저/김정환 역/싸이프레스/
2012)

콜레스테롤 수치에 속지 마라(스티븐 시나트라·조니 보든 저/제효영 역/예문아
카이브/2017)

콤부차(해나 크럼·앨릭스 레이고리 저/한국티소플리에연구원 역/한국티소플리
에연구원/2019)

한국식품문화사(이성우/교문사/1984)

해마(이케가야 유지·이토이 시게사토 저/박선무·고선윤 역/은행나무/2006)

핵산을 알면 20년 젊어진다(벤저민.S.프랭크 저/박영한 역/예신/2019)

햇빛의 선물 (안드레아스 모리츠 저/정진근 역/에디터/2016)

허허 동의보감1 (허영만 저/오수석·황인태 감수/시루/2013)

허허 동의보감2(허영만 저/오수석·황인태 감수/시루/2014)

허허 동의보감 실천법 (황인태 저/허영만 그림/가디언/2016)

흑삼시대(장석열 저/오늘의문학사/2002)

은단침과 약손을 가르칩니다.

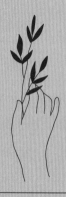

첫 번째 수업 : 은단침

두 번째 수업 : 약 손

은단침 수업을 먼저 듣고 난 후 약손 수업 듣기를 권합니다.
단, 사정에 따라 약손 수업을 먼저 들어도 괜찮습니다.

시간   토요일 3시~6시

준비물   책《암 환자를 위한 은단침과 약손요법》
             참가비(1회차 3만원, 2회차 2만원)

장소   다솜한의원
             서울시 강남구 삼성로 237, 2층
             문의 전화 02-562-4227

오시는 방법   2호선 삼성역 3번 출구 143번 버스(농협 정류장 하차)
             3호선 대치역 2번 출구 도보 10분
             ※주차장이 없습니다. 대중교통을 이용하시기 바랍니다.